MICHAELA BUSCH

FÜNF ELEMENTE

Mein Element. Meine Bewegung. Mein Ich.

Wichtiger Hinweis:
Dieses Buch ist für Lernzwecke gedacht. Es stellt keinen Ersatz für eine individuelle Fitness- oder medizinische Beratung dar. Wenn Sie medizinischen Rat einholen wollen, konsultieren Sie bitte einen qualifizierten Arzt. Der Verlag und die Autoren haften für keine nachteiligen Auswirkungen, die in einem direkten oder indirekten Zusammenhang mit den Informationen stehen, die in diesem Buch enthalten sind.

Für Fragen und Anregungen:
info@eo-verlag.com

Originalausgabe
1. Auflage 2023
2023 by eo Verlag GmbH, Fürstendamm 7, D-85354 Freising
Tel.: 0049(0)8161/549903

Fotos: Michael Neugebauer, Hannover
Lektorat: Janina Raab, München
Film: Alexander Busch
Model: Claudia Engler
Grafiken: Sonja Kirsch
Layout und Satz: Sonja Kirsch

ISBN: 978-3-9823099-3-4

Stockfotos, Seite:
14: ©peterschreiber.media - stock.adobe.com
16: ©peterschreiber.media - stock.adobe.com
23: ©Bjoern Wylezich - stock.adobe.com
36 ff.: 5 Elemente: ©suns07butterfly - stock.adobe.com
39: ©by-studio - stock.adobe.com
56: ©jonnysek - stock.adobe.com
61: ©Annett Seidler - stock.adobe.com
77: ©lukszczepanski - stock.adobe.com
87: ©Sabine Löffler - stock.adobe.com
111: ©Nataliia - stock.adobe.com
112: ©ondrejprosicky - stock.adobe.com

Bibliografische Information der Deutschen Nationalbibliothek:
Die Deutschen Nationalbibliothek verzeichnet diese Publikation in der Deutschen Nationalbibliografie; detaillierte bibliografische Daten sind im Internet über http://d-nb.de abrufbar.

INHALT

Kapitel 7

Kapitel 8

VORWORT
WAS PERSÖNLICHES...

Dieses Buch liegt mir schon sehr lange am Herzen und darf sich nun in schriftlicher, bildhafter und bewegter Form ausdrücken. Ein langer und steter Reifungsprozess, welcher meine persönliche Entwicklung im Bereich holistischer Trainings- und Bewegungsmethoden widerspiegelt.

Schon lange beschäftige ich mich mit der Meridianlehre, basierend auf der Traditionellen Chinesischen Medizin, lehre und unterrichte ganzheitliche Bewegungskonzepte und orientiere mich inhaltlich an den Themen der äußeren Natur, ihren energetischen Qualitäten und Gesetzmäßigkeiten. Das Konzept der Fünf Elemente erleichtert mir dabei eine kreative Umsetzung der Inhalte in Form von Bewegung, Atmung und Entspannung.

Viele Lehrer:innen haben mich auf meinem Weg begleitet, inspiriert, herausgefordert und unterstützt. Mein größter Dank gilt Lucia Nirmala Schmidt, die mich auf den Pfad des Wissens und der Erneuerung geführt hat.

Ebenso waren und sind es meine Kursteilnehmer:innen, die mich wachsen und lernen lassen. Dankbar und demütig genieße ich jeden Kurs, den ich unterrichte, jeden Workshop, den ich lehre oder jede Ausbildung, in der ich mein Erfahrungswissen weitergeben und mich mitteilen darf. Es ist faszinierend, zu beobachten, wie unterschiedlich die Teilnehmer:innen auf ein und dasselbe Bewegungsangebot reagieren und sich dazu äußern. Die individuellen Verhaltensweisen im Training haben mich dazu bewogen, dieses

Buch zu schreiben. Dadurch ist es mir möglich, die persönlichen Befindlichkeiten und tieferen Beweggründe der Teilnehmer:innen besser einordnen und in einen größeren Zusammenhang stellen zu können.

Worum geht es?

In leicht verständlicher Theorie und bildhafter Praxis erlebst du eine moderne Interpretation der jahrtausendealten daoistischen Lehre der Fünf Elemente. Du erfährst, welches Element dein Wesen prägt, welche Art und Intensität von Bewegungstraining darauf basierend günstig für dich ist und wie du ein mögliches Ungleichgewicht in den Elementen durch gezielte Bewegung, Atmung und Entspannung ausgleichen kannst. Dieses Wissen kannst du für dich persönlich nutzen oder auch als Lehrende:r in deinen Gruppen- oder Einzelunterricht mit einfließen lassen.

Die von mir ausgewählten Übungen zur Stärkung und Harmonisierung des jeweiligen Elements haben ihre Wurzeln in den fernöstlichen Traditionen und Philosophien des Yoga, Tai Ji und Qi Gong. Interpretiert durch mein eigenes Bewegungs- und Erfahrungswissen, inspiriert durch TriloChi® und ChiYoga nach Lucia Nirmala Schmidt, sind die Übungen für dich als bewegungsfreudige:r und neugierige:r Leser:in leicht umsetzbar und vielseitig in dein Training integrierbar.

Trainingsvideos in Form von QR Codes, Fotos und ausführliche Beschreibungen zu den einzelnen Übungen helfen dir bei der Umsetzung des Gelesenen in die Übungspraxis und dienen als Anregung für ein umfassendes Training nach den Fünf Elementen.

Wenn du wissen möchtest, wie sich die Elemente in dir zeigen, welches Element sich ganz besonders in dir ausdrückt oder welche Trainingsform für dich die passendste ist, dann kann dir der Persönlichkeitstest auf Seite 115 Aufschluss darüber geben und dich dabei unterstützen, dein ganzes (Bewegungs-) Potenzial zu entfalten.

Mit diesem Buch möchte ich dich dazu ermutigen, dich auszuprobieren, Bewegung und Training fantasievoll zu gestalten (Element Holz) und mit deiner neuen Idee, deinem neuen Vorhaben Andere zu begeistern (Element Feuer). Teile deine Erfahrung mit Gleichgesinnten (Element Erde) und erhalte noch mehr Klarheit und Struktur für deine Arbeit (Element Metall). Gestärkt durch ein tiefes inneres Vertrauen in dich und dein Tun (Element Wasser) kann nun wieder ein neuer Samen gelegt und eine weitere Vision zur Entfaltung gebracht werden.

Durchdrungen und getragen von Dankbarkeit und Freude, meine Ideen mit dir teilen zu dürfen.

Herzlichst, Michaela

1. DIE FÜNF ELEMENTE

URSPRUNG & PHILOSOPHIE

Die Lehre der Fünf Elemente basiert auf der natur-philosophischen, chinesischen Sicht auf unsere Welt. Holz, Feuer, Erde, Metall und Wasser stehen modellhaft für unser vielschichtiges Leben mit all seinen Verflechtungen und (Ver-)Wandlungen. Durch das Beobachten wiederkehrender und rhythmischer Abläufe in der Natur entstand vor über zweitausend Jahren das Konzept der **Fünf Elemente** beziehungsweise der **Fünf Wandlungsphasen** oder auch bekannt als die **Fünf Grundenergien**.

Alles Lebendige und das Leben selbst ist Veränderung pur. Ein stetes Wechselspiel der Kräfte im Universum macht das Leben zu einem dynamischen Prozess.

Die Fünf Elemente Holz, Feuer, Erde, Metall und Wasser unterliegen dieser natürlichen Dynamik und spiegeln sich unter anderem in den fünf Jahreszeiten (Frühling, Sommer, Spätsommer, Herbst, Winter), im Entstehen, Sein und Vergehen wider. Alles Lebendige unterliegt diesem permanenten Wandel – wir können nichts festhalten, alles kommt und geht, jeder Moment in unserem Leben ist einzigartig.
In diesem Modell wird erkennbar, wie sehr der Mensch mit der äußeren Natur verbunden ist und auch innerhalb des menschlichen Organismus Prozesse wechselhaft aufeinander einwirken.

2. DIE FÜNF ELEMENTE

TRADITION & MODERNE

Das Lebenskonzept der Fünf Elemente und ihre praktische Umsetzung im Rahmen der Traditionellen Chinesischen Medizin basieren auf einer intensiven Beobachtung der Natur und ihrer kosmologischen Abläufe. Das eigene Erleben und die inneren Erfahrungen der frühen Daoisten zeigten, dass der Mensch auf das Innigste mit dem Makrokosmos verwoben ist und die Rhythmen der Natur sich im menschlichen Dasein, im Kommen und Gehen, im Nähren und Verzehren widerspiegeln.

Alle kosmologischen und naturbezogenen Erscheinungen dieser Erde werden den einzelnen Elementen zugeordnet und der Wechsel von einer Wandlungsphase zur nächsten als ein sich nährender und kontrollierender Kreislauf verstanden.

Die Fünf Elemente liefern ein Erklärungsmodell für ein gesundes, vitales und erfülltes Leben, für ein harmonisches und verständnisvolles Miteinander. Sie stellen dar, wie alles miteinander in Beziehung steht und dass nichts voneinander getrennt existieren kann. Sie verdeutlichen den transformativen Prozess der Lebensenergie „Qi“ – gut zu erkennen in der Jahreszeitenabfolge: im Frühling steigt die Energie auf, sie keimt; im Sommer expandiert und verbreitet sie sich; der Spätsommer fängt das Qi wieder ein und zentriert es; im Herbst zieht sich die Energie langsam zurück, um sich dann im Winter vollends in die innersten Winkel des Lebens einzuigeln. Folgen wir diesen Lebenskräften und akzeptieren wir die energetischen Wandlungen auch in uns, leben wir im Einklang mit der

Natur und genießen ein bewusstes, erfülltes und gesundes Leben.

Die Fünf Elemente sind ein Entsprechungssystem, welchem unter anderem Organe, Meridiane, Jahreszeiten, Farben, Sinnesorgane Funktionssysteme, Tageszeiten, Lebensphasen, Emotionen und Tugenden zugeordnet werden. Im Rahmen der Traditionellen Chinesischen Medizin dienen die Fünf Elemente der ganzheitlichen Behandlung und Betrachtungsweise von Gesundheit, Heilung und Menschsein.

Die Lehre der Fünf Elemente bezieht sich auf all unsere Lebensumstände und kann uns dabei unterstützen, unseren ganz persönlichen Weg zu gehen und Meister:in unseres Lebens zu sein.

Als Teil des Großen und Ganzen tragen wir alle Anteile der Fünf Grundenergien in unterschiedlicher Ausprägung in uns. In der Regel formt ein Element dabei unseren Wesenskern, bildet unsere Persönlichkeit, Fähigkeiten sowie unser Können und offenbart unsere Schwächen, Vorlieben und Abneigungen. Ist uns die Theorie der Fünf Wandlungsphasen in ihren Grundzügen bekannt und wissen wir um unsere eigene Elementekonstellation, gelingt es uns besser, unser Verhalten zu reflektieren und das anderer Menschen zu akzeptieren.

Das traditionell überlieferte Konzept erlaubt eine moderne, dynamische und undogmatische Interpretation in Bezug auf Bewegung, Atmung und Entspannung. Die Berücksichtigung der Fünf Grundenergien ermöglicht einen neuen, vielschichtigen Ansatz in der individuellen Trainingsgestaltung und lässt sich auf unterschiedlichste Trainingsformate und Bewegungsmethoden anwenden.

Gut zu WISSEN:
Um sowohl den Ursprung und den philosophischen Zusammenhang als auch die moderne Interpretation der Fünf Elementelehre zu verstehen ist es sinnvoll, einen Blick auf das Fundament dieser Naturphilosophie zu werfen.

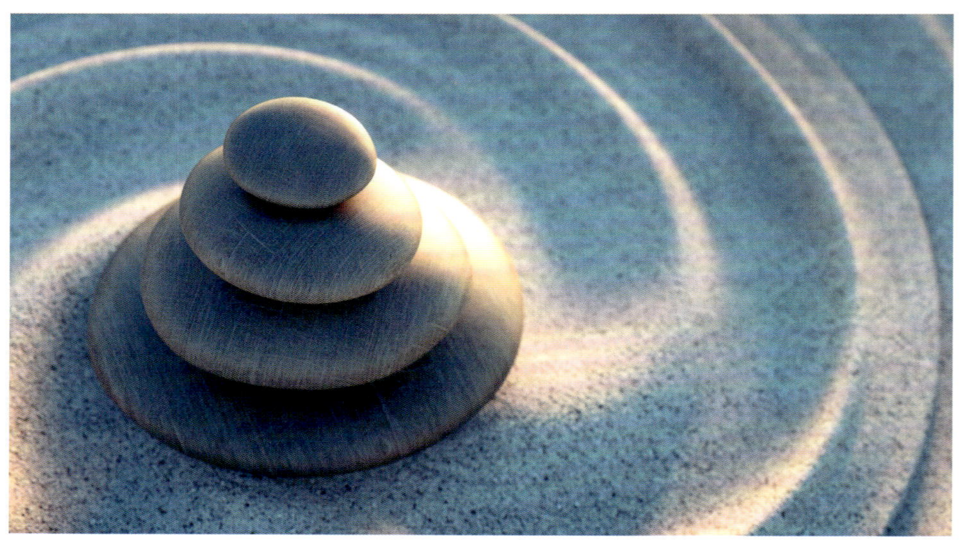

Dao, das Namenlose –
der Anfang aller Dinge.

Der Daoismus ist der Ausdruck der chinesischen Philosophie und bezeichnet die Lehre vom Weltursprung. Das Dao wird oft als das Namenlose, die Einheit und der Anfang aller Dinge bezeichnet. Das Dao steht sinnbildlich für den Urgrund allen Seins und wird als eine universale Schöpferkraft verstanden, aus der alles Leben in unserem physikalischen Universum entspringt.

Die Daoisten pflegen ein Leben im Einklang mit der Natur im Wissen darum, dass wir ein Teil des Großen und Ganzen sind und ein gesundes und erfülltes Dasein nur dann möglich ist, wenn wir die kosmologischen Rhythmen der äußeren Natur respektieren und uns darin einfügen.

Traditionelle Chinesische Medizin – *den ganzen Menschen erkennen.*

Basierend auf der Naturphilosophie entwickelte sich vor über dreitausend Jahren die Traditionelle Chinesische Medizin, die den Menschen als ein ganzheitliches und interagierendes Wesen versteht. Diese umfassende und präventiv ausgerichtete Medizin behandelt den Menschen als die Summe seiner Teile, bestehend aus Körper, Geist, Seele, mentalen und emotionalen Strukturen. Das soziale Umfeld wird ebenso in die Diagnostik und Behandlung mit einbezogen wie auch die ökologischen Rahmen- und Lebensbedingungen.

Unter Berücksichtigung des feinstofflich-energetischen Aspekts genießt ein Mensch erst dann vollkommene Gesundheit und Wohlbefinden, wenn die Energie, das Qi, auf den Meridianen im Körper frei strömen kann. Um den Energiefluss im Körper zu aktivieren, zu harmonisieren oder wiederherzustellen nutzt die Traditionelle Chinesische Medizin spezielle Kräuter- und Teemischungen, Körperübungen, Akupunktur oder Akupressur und Massagen. Zudem nehmen individuelle Ernährungs- und Lebensberatungen einen hohen Stellenwert ein.

Im Rahmen eines individuellen Heilplans werden insbesondere auch die Fünf Elemente berücksichtigt, da sie eine nachvollziehbare Begründung dafür liefern, wie alles miteinander in Beziehung steht und gegenseitig großen Einfluss aufeinander ausübt.

Yin und Yang – *der Schöpfungsakt des Dao.*

Das oben beschriebene Dao, welches in allem und jedem enthalten ist, ist in seiner unteilbaren Einheit eine Kombination aus zwei entgegengesetzt wirkenden Kräften: Yin und Yang. Diese vermeintlichen Gegensätze drücken sich unter anderem aus durch Winter – Sommer, oben – unten, schnell – langsam, rechts – links, Anspannung – Entspannung, Bewegung – Stillstand, Sonne – Mond.

Indem diese beiden Archetypen aufeinandertreffen, entsteht Leben, Wachstum, Entfaltung und Veränderung. In jedem Yin ist bereits der Samen des Yang angelegt und umgekehrt. Yin und Yang symbolisieren dynamische Prozesse, die aufeinander einwirken und einen Wandel bewirken. So folgt beispielweise der Tag auf die Nacht, die Nacht auf den Tag oder der Einatem auf den Ausa-

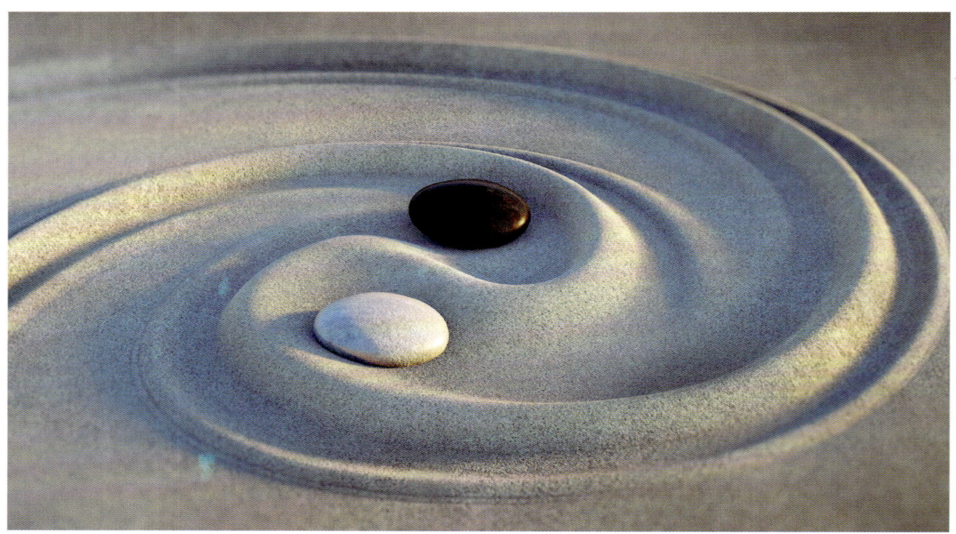

tem, der Ausatem auf den Einatem. Die Fünf Elemente und damit auch alle Aspekte des Lebens unterliegen dem Prinzip von Yin und Yang, dem ewigen Wechsel und Wandel.

Das Qi – *die kosmische Energie*

Qi ist umgangssprachlich ausgedrückt „Lebensenergie" oder „Vitalkraft" – eine feinstoffliche und hochfrequente Energieform, die sich unserer Sinne entzieht. Da sie schneller schwingt als das Licht, können wir sie in der Regel weder sehen, noch hören, riechen oder schmecken. Einen Hauch von Qi können wir in Form von Kribbeln, Strömen, Pulsieren oder Vibrieren erahnen, indem wir achtsam in unseren Körper hinein spüren.

In der chinesischen Tradition symbolisiert das Qi den Samen und die Essenz unseres Lebens, die alles durchdringt, formt und in allem steckt, was existiert. Gesundheit und Wohlbefinden sind vom freien Fluss der Lebensenergie abhängig. Symptome von Unwohlsein oder Krankheit können auf einen gestörten

Qifluss hinweisen und sich auf körperlicher, emotionaler, geistig-mentaler oder auch seelischer Ebene äußern.

In der Quantenphysik wird diese Form der Lebensenergie auch als Information oder als eine bewusste Intelligenz bezeichnet, die unsere physisch-grobstoffliche Materie erschafft. Jedes der Fünf Elemente trägt die Information des ganzen Systems in sich und schwingt ebenso in seiner ganz eigenen Frequenz. Darauf beruhend können die Fünf Elemente als ein modernes quantenphysikalisches Modell und im übertragenen Sinne als Felder mit Heilungspotenzial beschrieben werden. Sie beziehen ihre Informationen aus der übergeordneten Matrix, auch bekannt als Hyperraum, Quantenschaum oder dem „Meer der Möglichkeiten". Durch unser Gedankenspiel, unsere Beobachtungen und unser Handeln können sich diese Informationen in unserer grobstofflichen Realität manifestieren. Das Qi „nimmt Gestalt an".

3. DIE FÜNF ELEMENTE

NETZWERKER, SCHÖPFER UND KONTROLLEUR

Netzwerker – die Kosmologie der Fünf Elemente

Die Kosmologie der Fünf Elemente spiegelt sich in den unterschiedlichen Energiequalitäten der Himmelsrichtungen Norden (Wasser), Süden (Feuer), Osten (Holz) und Westen (Metall) wider. Im kosmologischen Verständnis symbolisiert das Element Erde unseren Mutterplaneten und damit die Dynamik unserer irdischen Existenz. Sie hat ihren Platz inmitten der vier Himmelsrichtungen eingenommen und bildet das fünfte Element. Alle Fünf Elemente befinden sich in einem ausbalancierten und harmonischen Zustand. Die Erde stabilisiert das System und hält es in einem statischen Gleichgewicht. Eine Störung der Mitte beziehungsweise des Erdelements kann zugleich eine Schwächung der anderen Elemente bewirken.

Übertragen wir diesen Ansatz auf Training und Bewegung, finden wir eine Umsetzung in ganzheitlich ausgerichteten Konzepten wider. Die Pilates Methode schult das achtsame Initiieren der Bewegung aus der Körpermitte, dem Powerhouse. Das GYROTONIC® Trainingssystem vermittelt über das sogenannte „Seed Center“ im energetischen Beckenraum das Verlängern, Ausdehnen und Spiralisieren aus der Körpermitte heraus. Der Yoga betont das Wurzelchakra, das Sakralchakra und das Bauchchakra im achtsamen Prak-

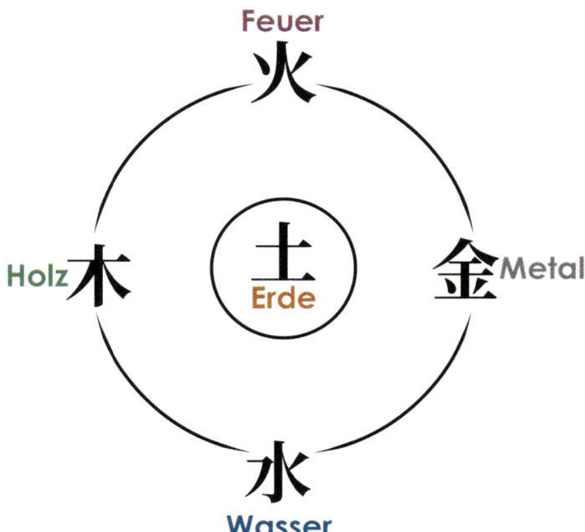

tizieren von Körperübungen. Im Qi Gong sorgt das „Meer der Energie", ein großes Energiezentrum im Unterbauch, für inneren Halt und das äußere Steigen und Sinken in der Bewegung.

Die geistig-mentale, energetische und muskuläre Anbindung an unsere Körpermitte scheint wesentlich für uns zu sein, um dauerhaft gesund in Bewegung und im Training bleiben zu können.

Schöpfer – der Nährende Kreislauf

In diesem Nahrungszyklus oder auch Mutterzyklus genannt, nimmt die Erde ihren Platz zwischen den anderen vier Elementen ein und erzeugt dadurch eine neue Dynamik. Im Sinne des altgriechischen Prinzips „panta rhei" – alles fließt, entsteht Lebensfluss und Lebendigkeit, indem jede einzelne Wandlungsphase von der vorhergehenden hervorgebracht wird und sich optimal entfalten kann, wenn sie gut ernährt wird. Zum Beispiel benötigen wir Holz, um Feuer machen zu können. Die Asche des Feuers ist wiederum guter Dünger für den Boden, die Erde. Die in

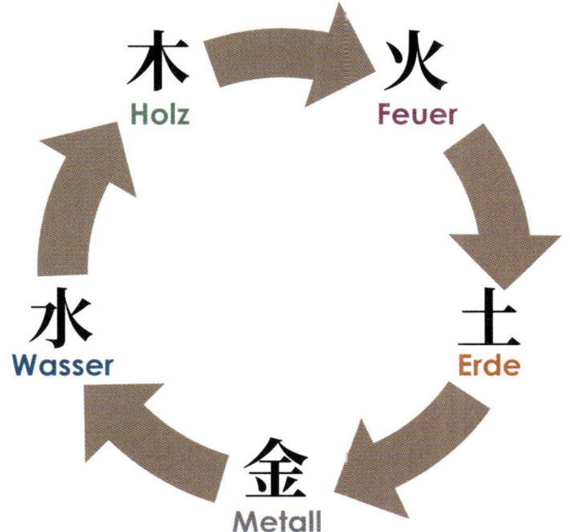

der Erde entstandenen Erze (Metall) beleben und reichern das Wasser mit Mineralien und Spurenelementen an. Wasser wird wiederum benötigt, um das Pflanzenwachstum (Holz) anzuregen. Dieser zyklisch-nährende Kreislauf verdeutlicht, wie alles miteinander zusammenhängt und aufeinander angewiesen ist, damit Leben entstehen und sich vollends entfalten kann.

Ein ausgewogenes und ganzheitliches Training basierend auf diesem zyklischen System beinhaltet stets Übungen für die Flexibilität und Mobilität (Holz), Herz-Kreislaufaktivierung (Feuer), Stabilisation und Kräftigung (Erde), Koordinations- und Beweglichkeitstraining (Metall) sowie Entspannung und Meditation (Wasser).

Kontrolleur – der Regulierende Kreislauf

Der Ke-Zyklus oder auch als Kreislauf der gegenseitigen Kontrolle bezeichnet, sorgt für ein Gleichgewicht innerhalb der Fünf Elemente, indem er ein Zuviel oder eine übermäßige Entwicklung eines Elements verhindert beziehungsweise ausgleicht.

Lodert das Feuer zu stark, kann es durch Wasser gelöscht werden. Das Feuer wiederum ist in der Lage hartes Metall zu schmelzen und formbar zu machen. Metall besitzt die Fähigkeit, das Holz zu kontrollieren, indem beispielsweise durch eine Axt Bäume gefällt und ein übermäßiges

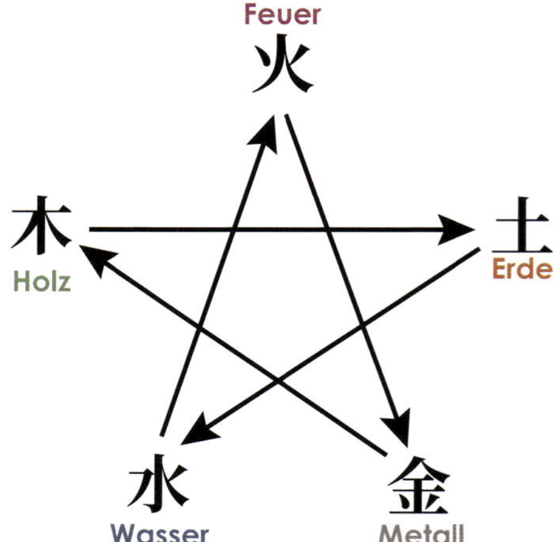

Wuchern aufgehalten werden. Tief im Boden verankert, verhindern die Wurzeln der Bäume ein Abrutschen der Erde und halten diese zusammen. Ein Erdwall, Staudämme und Brunnen kontrollieren das Wasser, indem sie es eindämmen und seinem Lauf Grenzen setzen.

Dieses regulative Prinzip der Wandlungsphasen hebt die Wichtigkeit eines ausbalancierten und vielseitigen Trainings hervor. Überbetonen wir einen Aspekt der Körperarbeit, können sich an anderer Stelle des Systems Dysbalancen und Symptomatiken auf physischer oder auch auf mental-emotionaler Ebene zeigen.

Zum Verständnis:
Bei einem Zuviel an Feuerenergie in Form von exzessivem Training, zu wenig Schlaf, fehlenden Entspannungsphasen und kaum regenerativem Training, kann sich dieses Ungleichgewicht beziehungsweise Übermaß langsfristig durch ein Burnout und körperliche Erschöpfung ausdrücken.
Die Yin-Qualität des Wassers kann durch Ruhen, bewusste Entspannung, Meditation sowie Regeneration ein Übermaß an feueriger Yang-Energie ausgleichen und Körper und Geist zurück in die Balance führen.

4. DIE FÜNF ELEMENTE IN BEWEGUNG

In den nachfolgenden Kapiteln beschäftigen wir uns mit der Philosophie und Symbolik der einzelnen Elemente sowie deren Verkörperung und Umsetzung in Bewegung. Es geht darum, ein tieferes Verständnis für die unterschiedlichen Bewegungstypen und Trainingsqualitäten im Sinne der Fünf Wandlungsphasen zu entwickeln.

Die Umsetzung der Fünf Elemente in Form von Bewegung, Atmung und Entspannung erlaubt eine differenzierte und zugleich umfassendere Gestaltung der Übungspraxis. Vorlieben und Motivatoren für Bewegung können leichter erkannt und im Trainingsplan berücksichtigt werden. Energetische Ungleichgewichte können ausgeglichen und der Energiefluss im Körper harmonisiert werden.

In Zusammenhang mit der Traditionellen Chinesischen Medizin sind jedem Element bestimmte Themen und Qualitäten zugeordnet, die für einen individuellen und typgerechten Trainingsstil wichtig sind und hilfreich sein können. Die hier ausgewählten Aspekte und Übungen berücksichtigen die Organ- und Meridian-Aktivierung, richten sich nach der Organzeit, orientieren sich an der Tages- und Jahreszeit, beziehen Sinnesorgane und Emotionen mit ein, nutzen die Heillaute sowie die Heilfarbe des jeweiligen Elements.

Bevor wir uns mit der Thematik der einzelnen Wandlungsphasen beschäftigen und tiefer in die Verkörperung der Elemente eintauchen, ist es hilfreich, die theoretischen Grundlagen der hier ausgewählten Übungspraxis zu verstehen:

Die Meridiane – *energievoll vernetzen!*

Als Leitbahnen der feinstofflichen Lebensenergie Qi verbinden die Meridiane alle Organe und biologischen Substanzen miteinander. Ähnlich wie das Blutgefäß- oder Lymphbahnensystem durchziehen sie den ganzen Körper. Der Körper ist hierbei die Erde, der Ackerboden, und die Meridiane dienen als Bewässerungskanäle. Für unsere Gesundheit und unser Wohlbefinden ist es von großer Bedeutung, dass das Wasser beziehungsweise das Qi auf diesen Leitbahnen ungehindert strömen kann.

Die zwölf Hauptmeridiane verlaufen parallel und beidseitig des Körpers. Die zwei übergeordneten Leitbahnen laufen als Mittellinien entlang der Körpervorder- und -rückseite. Die Meridiane fließen unterhalb der Hautoberfläche und stehen in direkter Verbindung zu den inneren Organen. Sie sind über ihre Anfangs- und Endpunkte miteinander verbunden. Sie bilden ein alles durchdringendes und energetisches Netzwerk, welches sich bis in jede einzelne Körperzelle hinein verwebt. Nahezu vierhundert Akupunkturpunkte liegen auf den Energieleitbahnen, die, wie an einer Perlenkette aufgereiht, miteinander korrespondieren und in einem ständigen Austausch sind.

Darüber hinaus versinnbildlichen Merdiane Lebensprinzipien und Lebensthemen, die sich auf physisch-organischer, mentaler und emotionaler Ebene des Menschen widerspiegeln.

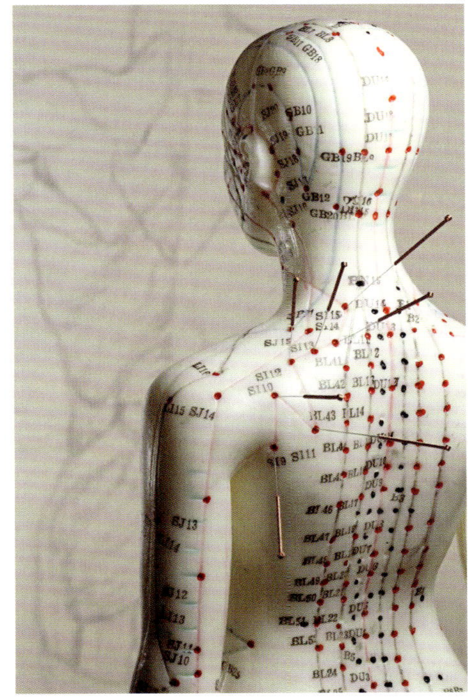

Für die Revitalisierung der Meridiane und die Aktivierung des Energieflusses sind Dehnungen, Streckungen, Schüttelungen, Massagen, Zug- und Schwungbewegungen möglichst über den ganzen Verlauf der energetischen Kraftlinien empfehlenswert. Die Meridian Aktivierung bildet die Basis für ein holistisches Bewegungstraining im Rahmen der Fünf Elementelehre.

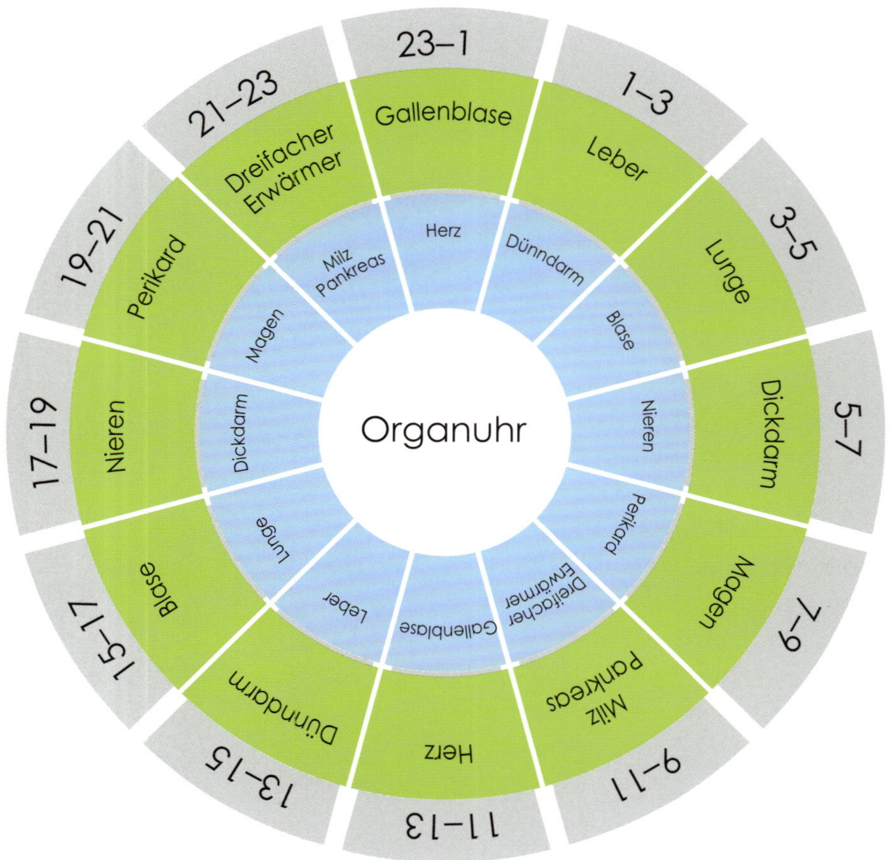

Die Organuhr –
mit der Zeit gehen!

Der Organuhr liegt der zentrale Denkansatz zugrunde, dass die kosmischen Rhythmen und Gesetzmäßigkeiten die zyklischen, inneren Abläufe des Menschen beeinflussen und unsere biologische Uhr abbilden. Angebunden an unser Sonnensystem und eingebettet in den Rhythmus der Jahreszeiten, sind wir keine autonomen Wesen, sondern Mitspieler:innen im kosmischen Tanz.

Innerhalb des Tagesverlaufs wird jedem Organ ein Zeitfenster von zwei Stunden zugeschrieben, in denen es maximal mit Lebensenergie versorgt wird, seine höchste Aktivität hat und somit seine Aufgaben am besten erfüllen kann – in der Organuhr in grün abgebildet. Ebenso gibt es eine Uhrzeit, zu der das Organ mit weniger Energie versorgt ist oder auch ganz zur Ruhe kommt – in blau dargestellt. Je nach Elementetyp ist es sinnvoll, die zugeordnete Organzeit in Bezug auf Bewegung, Amtung und Entspannung mit einzubeziehen oder diese zumindest ergänzend für ein Training nach den Fünf Elementen zu berücksichtigen.

Die Heilenden Laute –
den richtigen Ton treffen!

Die Heilenden Laute zählen zu den Grundlagenübungen des daoistischen Qi Gong. Dieses über tausend Jahre alte Übungssystem geht auf gelehrte, daoistische Meister zurück und beruht auf der Erkenntnis, dass alles in Schwingung und Vibration ist. So, wie das äußere Universum lebendig pulsiert, besitzt auch jedes innere Organ seine ganz eigene Schwingungsfrequenz. Diese natürliche und gesunde Schwingung können wir unterstützen beziehungsweise regulieren, indem wir gezielt unsere Stimme einsetzen und tönen. Jedem Yin Organ und seinem Funktionskreis entspricht ein bestimmter Ton, ein Heilender Laut. Dieser wird oftmals in Verbindung mit einer organischen Bewegung ein paar Mal leise getönt. Bei einem Übermaß an Energie, insbesondere bei emotionalen Erregungszuständen, sollte der Heilende Laut stimmhaft und hörbar sein. Besteht tendenziell ein Energiemangel, wird der Ton lautlos gehaucht.

Die Heilfarben – *Farben wirkungsvoll einsetzen!*

Farben besitzen ebenfalls eine individuelle Schwingungsfrequenz und tragen bei gekonnter Anwendung zu einem harmonischen Energiefluss bei. Licht- und Farbspektren werden nicht nur über die Augen, sondern auch über die Haut aufgenommen. Physikalisch betrachtet gelangen die Lichtreize als Nervenimpulse zum Gehirn. Dort können sie verschiedene körperliche und emotionale Reize auslösen.

Visualisationsübungen, Licht- oder Farbmeditationen mit der jeweiligen Elementefarbe können den Effekt eines Bewegungstrainings unterstützen und sich ausgleichend auf Körper, Geist und Seele auswirken.

Die Farben sind in ihren unterschiedlichsten Nuancen und Schattierungen zu verstehen. Die Farbe Grün beispielsweise zeigt sich in türkis, mint, hellgrün bis dunkel- oder tannengrün. Eine übertriebene Vorliebe für oder eine zu starke Abneigung gegen eine bestimmte Farbe können auf ein Ungleichgewicht im Funktionskreis des Elements hinweisen.

Die Sinnesorgane – *Sinne sinnvoll nutzen!*

Jeder Yin-Meridian hat eine Sinnesöffnung nach außen und drückt sich über diese aus. Unter anderem kann der gesundheitliche Zustand des jeweiligen Organs eingeschätzt werden. Dies wird auch zum Teil in der Schulmedizin berücksichtigt, wie beispielweise bei einer Gelbfärbung der Augen, die auf eine Störung der Leber hindeutet. Auch nach der Traditionellen Chinesischen Medizin öffnet sich der Lebermeridian über die Augen und kann darüber beeinflusst werden. Übungen für die Sinnesorgane können aktivierend, beruhigend oder ausgleichend auf das zugeordnete Organ und auf den Energiefluss im Meridian wirken.

Tugenden & Emotionen – *die Tugend bewahren & der Emotion Raum geben!*

Jedem Meridianpaar werden bestimmte Emotionen zugeordnet, die auch bei uns eine Entsprechung in der Psychosomatik finden, wie folgende Beispiele verdeutlichen: „Vor lauter Wut läuft mir die Galle über.“,

„Mein Herz hüpft vor Freude.“, „Die Sorge schlägt mir auf den Magen.“, „Die Trauer nimmt mir die Luft zum Atmen.“, „Die Angst geht mir an die Nieren.“ Psychosomatische Ausdrücke sind oftmals Gradmesser für die emotionale und psychische Befindlichkeit, in der sich jemand befindet. Körperübungen, die gezielt auf den Funktionskreis des Elements einwirken, können überschäumende emotionale Reaktion verhindern oder zumindest mildern und so die gestaute Energie wieder zum Fließen bringen. Mit dem freien Fluss des Qi können sich die im Element angelegten Tugenden darstellen und entwickeln.

Gut zu WISSEN:
Bevor wir uns nun intensiver mit den einzelnen Elementen und deren individuellen Aspekten beschäftigen, möchte ich noch einmal betonen, dass wir primär ALLE Fünf Grundenergien in uns tragen. Das Konzept der Fünf Elemente ist nicht in Stein gemeißelt oder als passives Konstrukt und noch weniger als Dogma zu verstehen – es lebt von seiner Dynamik, Wandelbarkeit und Wechselwirkung.
Vielleicht stellst du fest, dass du dich zu einem Element besonders hingezogen und dich in seinen Eigenschaften vollkommen repräsentiert fühlst. Ebenso besteht die Möglichkeit, dass dir nur Teilaspekte eines Elements zusagen und du in bestimmten Bereichen eine hohe Affinität zu einem anderen Element wahrnimmst.
Die theoretischen Inhalte und ihre Umsetzung in Bewegung, Atmung und Entspannung können dir dabei helfen, dich selbst zu erkennen und besser zu verstehen, warum du bestimmte Übungen oder Trainingsformate bevorzugst und andere eher meidest. Auch dies kann sich mit dem Alter oder der jeweiligen Lebensphase erneuern. Probiere aus, welche Übungen dir besonders gut tun und achte darauf, wenn es sich nicht mehr stimmig für dich anfühlt.
Bleib offen für Veränderung und erlaube dir (Ver-)Wandlung auf allen Ebenen deines Seins.

5. DAS ELEMENT HOLZ
VERSTEHEN & VERKÖRPERN

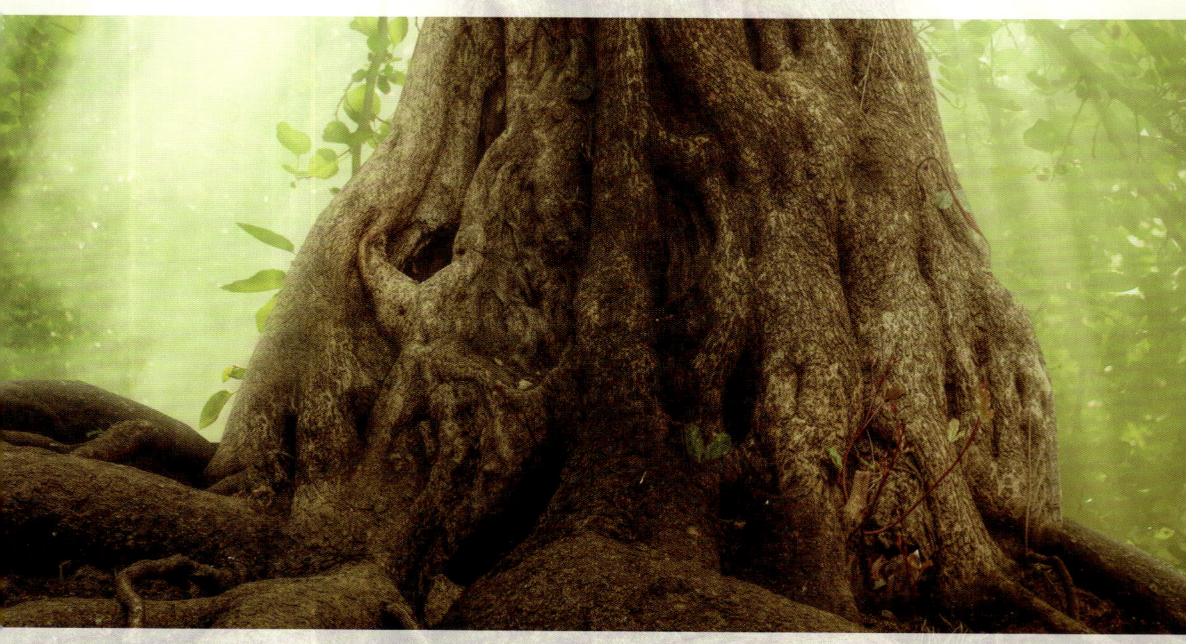

#KREATIVITÄT #MUT #ABENTEUER #SCHÖPFUNG #FLEXIBILITÄT

„Blumen des Frühlings, sind die Träume des Winters."
(Khalil Gibran)

Die Natur erwacht. In der Kraft des kleinen Yang nimmt die aufsteigende Energie des Frühlings Einfluss auf das kontrahierte irdische Yin des Winters. Die vermehrte Sonneneinstrahlung wärmt den noch harten und kalten Boden und setzt den Wachstumsprozess in Gang. Aus dem Keimstadium heraus reckt sich das Pflänzchen dem Licht entgegen. Mit ihrer neu gewonnenen Kraft und wachsenden Dynamik stößt die Pflanze durch das Erdreich hindurch und strebt nach Entfaltung.

Der Frühling weckt die Lebensgeister. Mit vielseitigen Bewegungsimpulsen, Fastenkuren (auch mental, emotional und digital), Leberwickeln und einer „grünen Ernährung" kann es uns gelingen, den Körper zu reinigen, zu aktivieren und mit neuer Energie aufzuladen. Trägheit, Festigkeit und Müdigkeit des Winters weichen der frischen Kraft und dem neuen Tatendrang des Frühlings.
„April, April, der macht, was er will". Dieses Sprichwort symbolisiert die Energie des Frühlings und die Entsprechungen im Element Holz.

So, wie sich ein Kind ausprobiert und immer wieder Neues für sich entdeckt, umtriebig und ungeduldig sein kann, so steht das Element Holz für Aufbruch, Veränderung, für den Wechsel von Stillstand zu Bewegung, für das Entfalten und das Wachsen zum Licht hin.
Für ein vitales LeberQi empfiehlt die Ernährung nach den Fünf Elementen im Frühling grüne Nahrungsmittel wie beispielsweise Brokkoli, Spinat, Rucola, Rosenkohl, Wirsing, Frühlingszwiebeln oder auch Spargel (zur Entgiftung).

Bewegung und Training
in der Verkörperung des Elements Holz macht Lust auf Neues, auf kreative Übungsabläufe und spontanes Bewegen. Du verlässt deine Komfortzone, probierst dich aus und wagst auch immer mal an deine körperlichen Grenzen zu gehen. Dich neugierig und offen zu zeigen für das, was kommt, können Abenteuerlust und Schöpferkraft in dir wecken.

Der Persönlichkeitstyp HOLZ

Der Baum, tief verwurzelt in der Erde, strebend nach Wachstum und Entfaltung, gilt als das Sinnbild für den Holztypen. Voller Tatendrang und mit „Hummeln im Hintern" sitzt der Holztyp nicht gerne still, sondern ist ständig in Aktion.

Ein Mensch, dessen Potenzial im Element Holz angelegt ist, zeichnet sich durch ein hohes Maß an Kreativität, Visions- und Tatkraft sowie künstlerischen Fähigkeiten aus. Spontan und begeisterungsfähig wie ein Kind besitzt er die Fähigkeit, sich flexibel anzupassen und neugierig Unerprobtes auszutesten. Er trägt eine ausgeprägte Imaginationskraft in sich und besitzt die Fähigkeit, sich das Leben bildhaft auszumalen.

Feste Regeln und tägliche Routinen lassen diesen Archetypen rebellieren. Seine Kraft und sein Mut aus festen Strukturen auszubrechen und aus tiefster Überzeugung neue Wege zu gehen, machen ihn unabhängig und spiegeln seine Wettkampf- und Abenteuerlust wider.

Gerät der Holztyp aus dem Gleichgewicht, ist er zu ehrgeizig oder gar verbissen, steckt sich zu viele, zu hohe Ziele, verliert er sein natürliches Gefühl für die richtige Balance von Bewegung und Stillstand, von Arbeit und Ruhe, von Aktivität und Passivität. Nicht selten verschließt er sich dann, ist antriebs- und fantasielos, wirkt spröde und neigt zu muskulären Verletzungen, Verspannungen im Rücken und zu hohem Blutdruck. Dann ist es für ihn wichtig, raus in die grüne Natur zu gehen und sich an ihre natürlichen Rhythmen wieder anzubinden. Auch einfach mal Dampf abzulassen hat eine wohltuende Wirkung auf sein ganzes System. Es stärkt ihn, körperlich aktiv zu sein, ohne sich dabei zu erschöpfen oder ein bestimmtes (Trainings-)Ziel erreichen zu wollen.

Berühmtheiten, durch die sich das Element Holz ausdrückt, sind beispielsweise Elon Musk, Jeff Bezos, Jane Fonda, Hillary Clinton, Michael Jordan oder IRON MAN aus der Comic-Marvelreihe „Avengers".

> **Das Motto des Holzelements:**
> *„Entdecke Neues, sei kreativ und lass Taten sprechen!"*

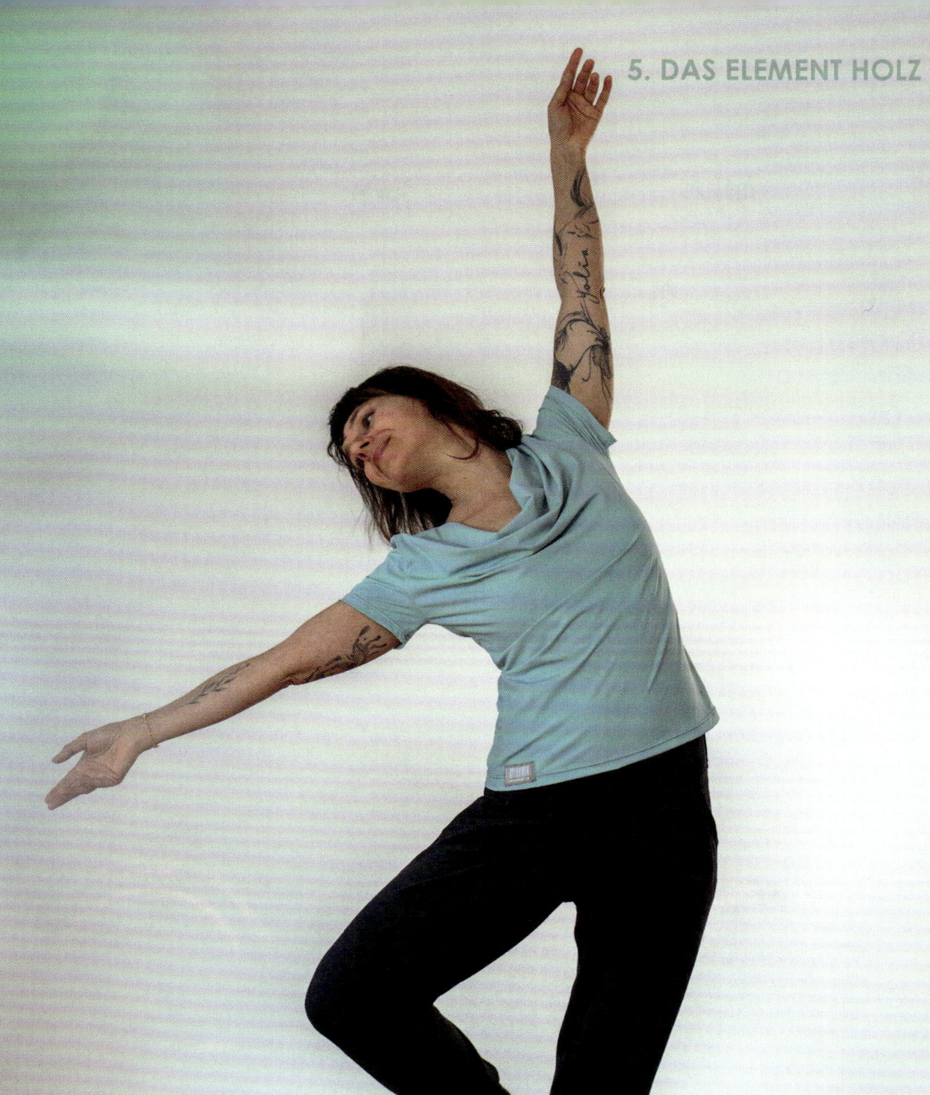

DAS MOTTO DES HOLZELEMENTS:
„ENTDECKE NEUES, SEI KREATIV UND LASS TATEN SPRECHEN!“

Der Bewegungstyp HOLZ

Kraftvoll und geschmeidig wie ein:e Tiger:in.

Körperprofil:

- Der Körper ist athletisch-muskulös. Lebt körperbetont und wirkt selbstbewusst.
- Besitzt ein gutes Koordinationsvermögen und Bewegungsgefühl, mit einem geschmeidig-federnden Gang.

Bewegungsprofil:

- Der/die Tiger:in ist ständig in Bewegung mit einem angeborenen, intrinsischen Verlangen nach Bewegung, Training und körperlicher Entfaltung.
- Liebt es, sich auszutoben und „durchzukämpfen" und spürt sich am liebsten in anstrengenden Körpertrainings.
- Neben Sportarten wie Laufen, Wandern, Biken, Schwimmen bevorzugt er/sie GruppenFitness, konventionelle Workouts und Krafttraining.

Innerer Motivator:

- Sport und Bewegung sind oftmals ziel- oder leistungsorientiert ausgerichtet oder dienen zum Spannungs- und Stressabbau nach einem anstrengenden Arbeitstag.
- Wichtig sind Abwechslung und Action im Training.

Destabilisator:

- Nach dem Motto „No pain, no gain" ignoriert der Holztyp gern auch mal die Signale seines Körpers und geht immer wieder über die Grenzen seiner Belastbarkeit hinaus, bis hin zur völligen Erschöpfung.

Ausgleich bei Übermaß an Holzenergie:

- Bei einem überaktiven Holzelement können regelmäßige Atempausen die überschäumende Energie konzentrieren und kontrollieren. Atemübungen stärken die Lungen und helfen dabei, „Dampf abzulassen", sich geistig neu auszurichten und körperlich zur Ruhe zu kommen.

Ausgleich bei Mangel an Holzenergie:

- Bei einem Mangel an Holzenergie ist es wichtig, ein Grundlagentraining an Kraft und Ausdauer zu absolvieren, um anstrengendere Sport- und Wettkampfarten gesund durchstehen zu können.

Allgemeine Trainingsempfehlungen für eine gesunde Holzenergie:

- Um gesund und in seiner Kraft zu bleiben, ist ein regelmäßiges, moderates Körpertraining sehr wichtig für den Holztypen – täglich 20 bis 30 Minuten sollten es sein.
- Da der Holztyp im Allgemeinen zu Muskelverspannungen und Verhärtungen neigt, wirken Dehnungen, Schwungübungen, Mobility- und Flexibilitytraining sowie Massagen ausgleichend und beruhigend auf Faszien-, Muskel- und das Nervensystem und sorgen für einen freien Energiefluss im Körper.
- Vinyasa Yoga oder ChiYoga, Tai Ji, TriloChi® oder schnelles Gehen sorgen für geschmeidige Muskeln, können den Blutdruck senken und beugen Verletzungen vor.
- Als aktive Entspannungsübung empfiehlt sich das bewusste Anspannen und Entspannen der Muskulatur wie die Progressive Muskelrelaxation nach Edmund Jacobson. Bewusstheit für Anspannung und Entspannung im Körper kann entwickelt und ein zu hoher Muskeltonus gesenkt werden.
- Da Menschen des Holztypen physisch und mental sehr aktiv sind und nicht lange ruhig sitzen können, empfehlen sich kreative und aktive Meditationsformen. Die innere Kampfkunst Tai Ji, intuitives Tanzen, Gehmeditationen, wie zum Beispiel BreathWalk® oder Shinrin Yoku, das Eintauchen in die Natur mit Waldbaden, wirken sich zugleich beruhigend als auch nährend auf die Holzenergie aus.

Das HOLZ in der Verkörperung von Bewegung, Atmung und Entspannung

Die Basis für ein effizientes und gesundheitsförderndes Training im Sinne der Fünf Elementelehre ist die Aktivierung und Revitalisierung der

Meridiane. Die ausgewählten Übungen wirken sich nachhaltig stärkend und harmonisierend auf die Holzenergie aus.

Meridian- und Organaktivierung für das Element Holz

Dem Holzelement werden die Meridiane Leber und Gallenblase zugeordnet.

Yin-Organ und Meridian (Zang/ Speicherorgan): Leber

Die Leber ist das größte Entgiftungsorgan. Körpereigene Nährstoffe aus dem Magen-Darmtrakt sowie zugeführte schädliche Abbaustoffe von Medikamenten oder Alkohol werden in den Leberzellen umgebaut und wieder ausgeschieden. Die Leber ist das einzige Organ, welches nach Entnahme wieder vollständig nachwachsen und bereits nach circa acht Wochen wieder seine normale Größe erreicht hat.

Nach der Traditionellen Chinesischen Medizin ist die Leber der Sitz der unsterblichen Seele „Hun". Die Leber speichert Blut und gewährleistet, insbesondere im Unterkörper, einen harmonischen Fluss von Qi und Blut. Sie reagiert recht empfindlich auf Stress, Überforderung und auch Unterforderung sowie auf disharmonische Zustände. Sie übt einen großen Einfluss auf die linke Körperseite aus. Als sogenanntes „Organ der Kreativität" produziert die Leber im übertragenen Sinne ständig neue Ideen, gilt als einfallsreich und erfinderisch.

> **Gut zu WISSEN:**
> Der Lebermeridian beginnt am großen Zeh (Akupunkturpunkt 1), verläuft über die Beininnenseite zu den Leisten und von dort bis unter die Brust, Mitte BH-Linie (Akupunkturpunkt 14).

Yang-Organ und Meridian (Fu / Hohlorgan): Gallenblase

Die Gallenblase speichert Gallenflüssigkeit, die sie von der Leber bekommt. Energetisch-psychisch betrachtet, steht sie für die Fähigkeit, Entscheidungen zu treffen und gerechte Urteile zu fällen. Körperlichorganisch beeinflusst sie die rechte Körperhälfte.

> **Gut zu WISSEN:**
> Der Gallenblasenmeridian beginnt an der Außenseite vom Auge (Akupunkturpunkt 1) und verläuft im Zickzack um Ohr, Stirn, Schädelbasis und Nacken, weiter außen entlang am Oberkörper, über die Beinaußenseiten bis zum vierten Zeh (Akupunkturpunkt 44).

Um das Holzelement und damit die Meridiane und Organe im Funktionskreis von Leber und Gallenblase zu stärken und den Energiefluss anzuregen ist es sinnvoll, den Verlauf der Hauptleitbahnen sowie das Thema und die Symbolik in Form von Bewegungsqualität, Bewegungsintensität und Bewegungsrichtung des Elements zu berücksichtigen.

Von der Theorie in die PRAXIS:

- Seitdehnungen, Lateralflexionen und Aufspannen der Körperseiten
- Dehnung der Beininnenseiten und Körperaußenseiten (eher federnd, dynamisch, Mikrobewegungen, auch mal innehaltend)
- Dehnungen, Spiralbewegungen und Verwringungen des Oberkörpers
- schwungvoll fließende Bewegungen zur Seite
- nach oben gerichtete Bewegungen – von unten nach oben aufbauend, entfaltend
- Bewegungen mal schnell und mal langsam – „Stop and Go“ in die Bewegungsabläufe einbauen
- neugierig sich ausprobieren in der Bewegung – raus aus alten, bekannten, starren und vorgegebenen Bewegungsmustern
- abklopfen, massieren oder ausstreichen der Beininnen- und Beinaußenseiten
- die Leisten ausstreichen, sanft abklopfen
- die Flanken reiben
- Flankenatmung
- Augenübungen

木
Dieses Trainingsvideo
lädt dich ein,
das Holzelement
körperlich zu erfahren
und in seine Qualität
hinein zu spüren.

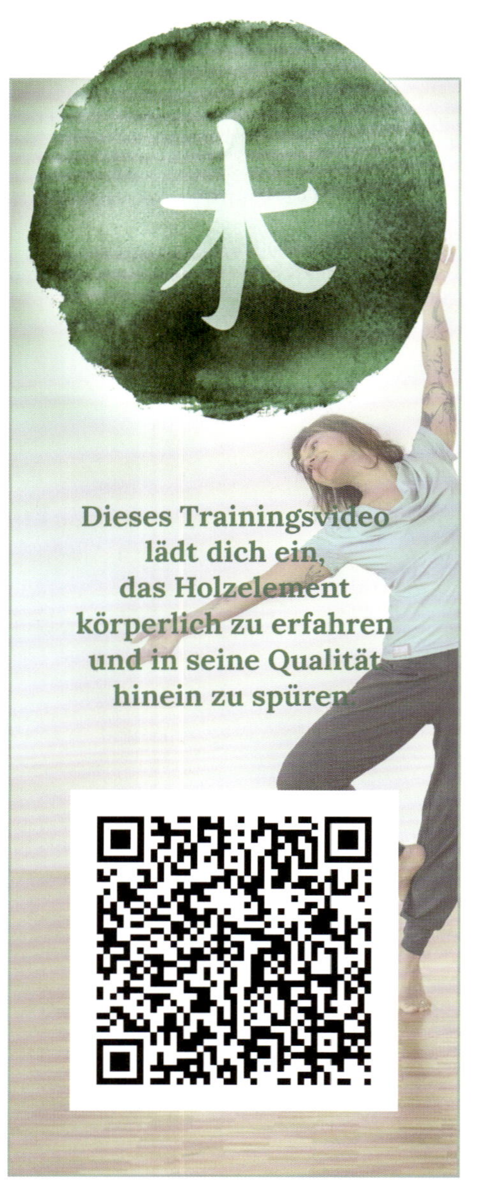

Tageszeit – Jahreszeit im Element Holz

Dem Element Holz werden der Frühling und der Morgen mit dem Sonnenaufgang zugeordnet. Alles wirkt noch frisch und unberührt. Es gilt, diese Frische aufzunehmen und sich mit der morgendlichen Energie aufzufüllen.

Insbesondere für den Holztypen sind regelmäßige und moderate Bewegungseinheiten morgens vor dem Frühstück empfehlenswert. Mobilisationsübungen, ein leichtes Ausdauertraining und dynamisches, federndes Dehnen wirken sich stärkend auf die Holzenergie aus.

Das I Ging „Der gelbe Kaiser", das Grundlagenwerk der Traditionellen Chinesischen Medizin (Quelle: Jason Elias, Katherine Ketcham „Traditionelle Chinesische Medizin, Selbstheilung mit den fünf Elementen", S.49 f.), formuliert es wie folgt:

> *„Die drei Frühlingsmonate bringen neues Leben in alle Dinge der Natur. Es ist die Zeit der Geburt. Es ist die Zeit, in der Himmel und Erde wiedergeboren werden. Während*

dieser Jahreszeit ist es ratsam, sich früh zurückzuziehen. Steht auch früh auf, macht einen Spaziergang und nehmt die frische, stärkende Energie in Euch auf. Da der Frühling die Jahreszeit ist, in der die kosmische Energie von neuem einsetzt und sich verjüngt, versucht, diese Aufbruchsstimmung nachzuempfinden, indem ihr körperlich und gefühlsmäßig offen und unbelastet seid.
Auf physischer Ebene ist es förderlich, den Körper zu ertüchtigen und locker sitzende Kleidung zu tragen. Es ist die Zeit für Dehnungsübungen, die Sehnen und Muskeln lockern.
Auf emotionaler Ebene ist es förderlich, Gleichmut zu entwickeln, denn der Frühling ist die Zeit der Leber. Schwelgt ihr in Zorn, Frustration, Depression, Traurigkeit oder in irgendeiner anderen Emotion, schädigt ihr die Leber.“

Organzeit im Element Holz

Der Energiefluss für die Gallenblase ist am höchsten zwischen dreiundzwanzig Uhr und ein Uhr nachts. Der Körper stellt auf Ruhemodus um und der Stoffwechsel fährt runter. Es empfiehlt sich, vor Mitternacht schlafen zu gehen, damit der Flüssigkeitsaustausch in der Galle und die Entgiftungsprozesse der Leber reibungslos ablaufen können.
Nach der Organuhr hat die Leber ihre Entgiftungsphase und höchste Energieaktivität von ein Uhr bis drei Uhr in der Nacht. Um den Regenerationsprozess der Leber nicht zu stören, sollte auf Alkohol und Nikotin am Abend verzichtet werden. Um die Ruhephase der Leber von dreizehn bis fünfzehn Uhr am Nachmittag zu unterstützen, bieten sich dreißig minütige Leberwickel oder das Energieströmen der Leber (siehe Seite 41) an.

Sinnesorgan – Sinnesfunktion im Element Holz

Der Lebermeridian öffnet sich über die Augen und wird damit dem Sehen und den Tränen als Flüssigkeit

zugeordnet. Je entspannter die Augen beziehungsweise die Leber und die Gallenblase sind, desto klarer und leuchtender sind die Augen.
Augenübungen können den Entgiftungsprozess unterstützen. Die Beweglichkeit der Augen und das bewusste Trainieren des Sehens, können sich positiv auf den Funktionskreis der Leber auswirken.

Von der Theorie in die PRAXIS:

- Setz dich aufrecht und bequem hin, so dass du dich gut geerdet wahrnimmst und die Wirbelsäule entspannt nach oben schwingen kann. Lass deine Schultern gelassen nach unten sinken. Falls du eine Brille trägst, lege diese zur Seite.
- Reibe deine Handinnenflächen warm und lege sie über deine geschlossenen Augen.
- Spüre der Wärme und der Energie deiner Hände nach.
- Nun öffne deine Augen unter deinen Händen und beginne die Augen in alle Richtungen zu bewegen – nach oben, nach unten, diagonal, kreisend in beide Richtungen – lass deine Augen tanzen.
- Schließe sie nun wieder. Deine Hände liegen noch einen Moment beruhigend auf deinen Augen auf.
- Löse jetzt deine Hände von den Augen und lass deine Arme entspannt sinken, um für einen Moment inne zu halten.
- Nun klopfe mit dem Zeige- oder Mittelfinger jeweils fünf bis sieben mal auf folgende Akupunkturpunkte beider Augen und wiederhole dieses Tapping drei bis fünf mal: oberhalb der Tränendrüse → Augenbraueninnenseite → Augenbrauenaußenseite → Außenseite der Augen → im Grübchen unterhalb der Pupille.
- Lass deine Augen geschlossen und spüre dem Tapping nach.
- Öffne langsam blinzelnd deine Augen und lass deinen Blick weich und entspannt den äußeren Raum erkunden.

Emotion – Tugend im Element Holz

Jedem Meridian werden bestimmte Emotionen zugeordnet, die auch bei uns eine Entsprechung in der Psychosomatik finden. Die Wurzel-

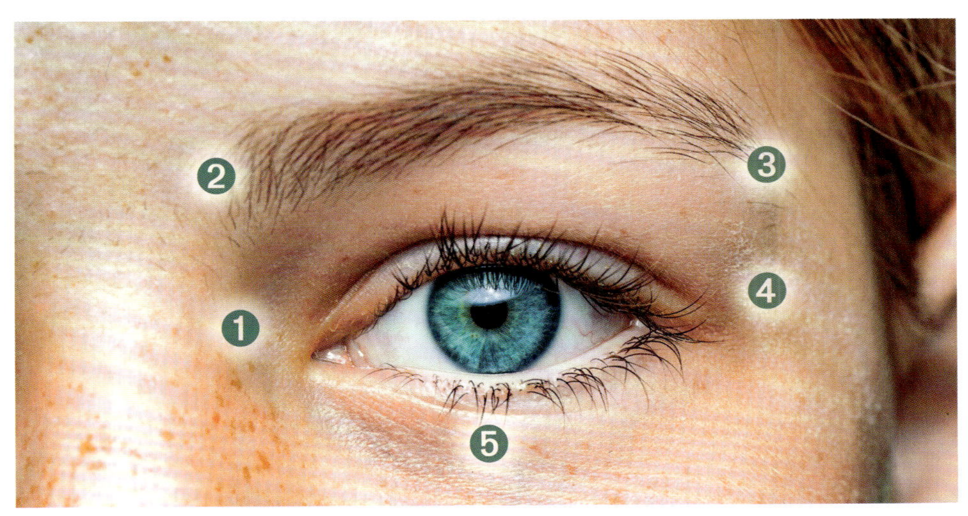
2
3
4
1
5

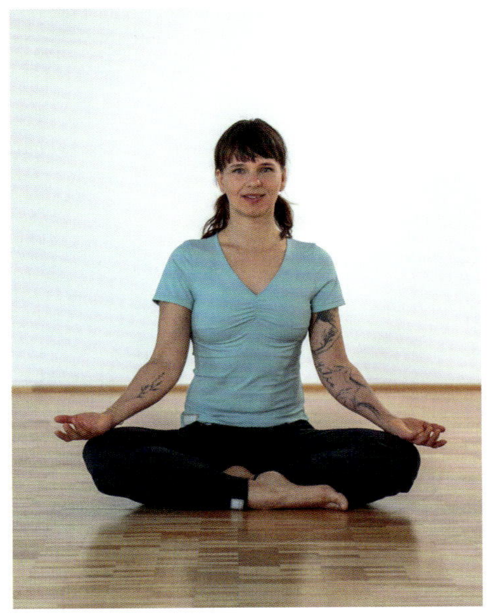

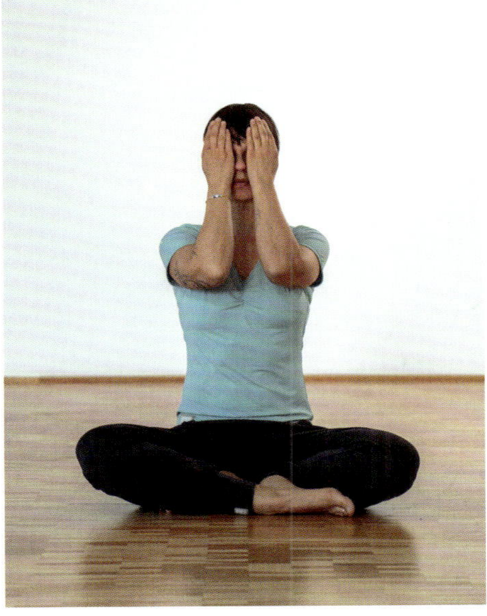

emotionen für Leber und Gallenblase drücken sich in Wut, Ärger, Zorn, in cholerischen Ausbrüchen, Frust und Aggression, auch gegen sich selbst, aus. Folgende Beispiele verdeutlichen dies: „Mir ist eine Laus über die Leber gelaufen.“, „Mir kommt die Galle hoch.“, „Gift und Galle spucken.“, „Blind sein vor Wut.“. Ein ausgeglichener Zustand des Holzelements und ein freier Energiefluss im Leber- und Gallenblasenmeridian zeichnen sich durch Geduld, Mitgefühl, Ideenreichtum, Visionskraft und Kreativität aus.

Ton – Heilender Laut im Element Holz

Der Heilende Leberlaut „SCHÜ“ kann dabei helfen, ein Übermaß an Ärger und Zorn abzuleiten und einen positiven, gelassenen Gemütszustand zu entwickeln:

- Finde eine entspannte Position, in der du aufrecht sitzt oder stehst.
- Schließe deine äußeren Augen. Nimm wahr, wie, wo und in welcher Intensität du Wut, Zorn, Ärger oder Frust spürst. Werde dir dieser Emotion voll und ganz bewusst. Vielleicht tauchen innere Bilder auf oder es zeigen sich weitere Emotionen. Schau dir alles ganz genau an und betrachte deine Emotionen.
- Öffne nun deine Augen, dein Blick ist wach und fokussiert nach vorne gerichtet.
- Atme durch die Nase ein.
- Jetzt kräuselst du den Mund und legst deine Zunge hinter die oberen Schneidezähne, so dass ein leichtes Lächeln um deinen Mund herum entsteht.
- Atme mit dem Leberlaut „SCHÜÜÜHHH“ aus, indem der Ausatem rechts und links deiner Mundwinkel heraus strömt. Stell dir dabei vor, wie all dein Zorn und deine Wut aus deinem Körper heraus fließen.
- Spüre einen Moment mit geschlossenen Augen nach.
- Wiederhole diese Übung, bis du ein Gefühl von Gelassenheit, Ruhe und Gleichmut wahrnehmen kannst und die Wut gewichen ist.
- Zwinkere, blinzel mit den Augen und bewege sie in alle Richtungen, bis dein Blick ganz klar, weich und entspannt ist.

Heilfarbe im Element Holz

Die Farbe, die dem Element Holz zugeordnet wird, ist grün. Grün wird oft als die Farbe der Seele bezeichnet. Sie wirkt harmonisierend auf Körper, Geist und Seele und balanciert den Rhythmus von Herz und Nieren aus. Der Blick ins Grüne ist niemals anstrengend, er beruhigt unsere Augen und stärkt diese für äußere Eindrücke.

Die einzelnen Farben der Fünf Elemente tragen alle Nuancen und Schattierungen in sich – hierbei umfasst der Grünton z.B. mint, hellgrün, blaugrün, tannengrün.

Von der Theorie in die PRAXIS:

- Lass dich entspannt in der Rückenlage ankommen und gönne dir ein paar tiefe Seufzer. So kann Spannung aus deinem Körper weichen.
- Reibe deine Hände warm und lege sie auf den rechten Oberbauch, deinen rechten Rippenbogen, welcher die Leber vor äußeren Einflüssen abschirmt.
- Dein Atem fließt ganz natürlich und frei durch deine Nase ein und aus.
- Lenke deine Aufmerksamkeit in und unter deine Hände. Spüre und nimm wahr, ob und wie sich die Wärme deiner Hände auf deinen rechten Oberbauch überträgt.

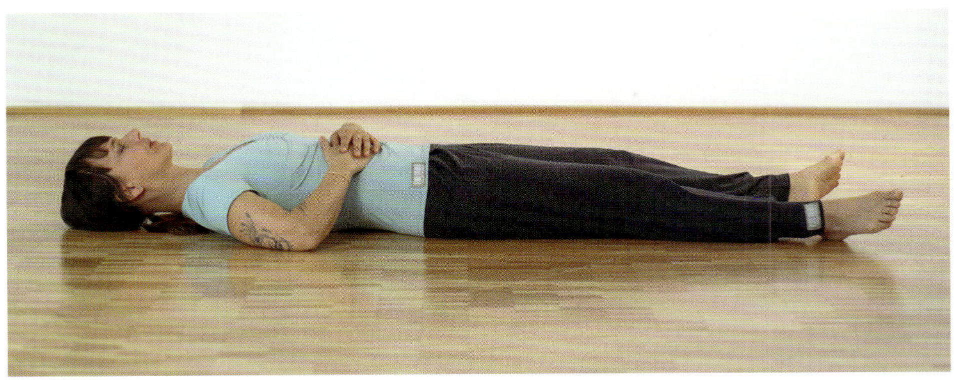

- Vielleicht spürst du Wärme, ein Kribbeln oder Pulsieren in und unter deinen Händen? Bleib mit deiner Aufmerksamkeit bei deinem rechten Oberbauch. Was zeigt sich dir? Was spürst du?
- Es kann auch sein, dass die Übung zu intensiv wird, es zu heiß wird, zu stark kribbelt oder Ähnliches. Dann löse die Hände und lege deine Arme seitlich neben deinen Körper. Übe mental weiter und lenke deine Aufmerksamkeit weiterhin in deinen energetischen Leberraum.
- Visualisiere ein angenehmes grünes Licht vor deinem inneren Auge. Vielleicht ist es das frische, saftige Grün einer Frühlingswiese oder das dunkle Grün eines Tannenbaumes?
- Färbe nun deinen Atem in dieses Grün. Jeder frische Atemzug umhüllt deine Leber, schützt und bettet sie ein in grünes Licht – die Heilfarbe der Leber.
- Nach circa zehn Minuten löst du deine Hände vom Körper und spürst der Wirkung dieser Übung nach.
- Lockere deine Hände, öffne zwinkernd deine Augen, räkele, recke und strecke dich, gähne und finde langsam wieder in einen aufrechten Stand.

Nach der Traditionellen Chinesischen Medizin kann diese Übung eine Disharmonie im Funktionskreis der Leber mildern und ausgleichend wirken bei Bluthochdruck. Sie kann Kopfschmerzen, depressiven Verstimmungen und Krämpfen (insbesondere bei Regelbeschwerden) entgegenwirken. Erfahrungen zeigen, dass die Übung dabei hilft, besser einzuschlafen und den Gedankenstrom zur Ruhe zu bringen.

6. DAS ELEMENT FEUER

VERSTEHEN & VERKÖRPERN

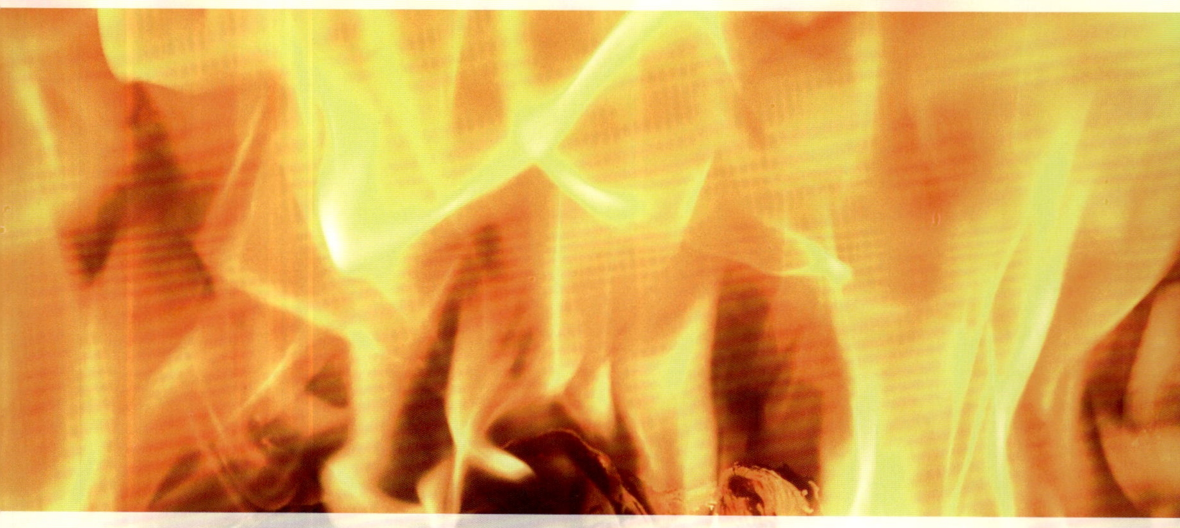

#FREUDE #CHARISMA #LIEBE #MITEINANDER #TRANSFORMATION

„The power of love is here now.
The power of now is here now.
The power of you and me is here
to create magic on earth."

(Alexia Chellun, Song: „The Power is here now", 2018)

In der Lehre der Fünf Wandlungsphasen steht das Element Feuer als expansive Urkraft dem kontrahierenden Element Wasser gegenüber. Im gleisend göttlichen Licht der Sonne erstrahlt der äußere Kosmos im Sommer in bunter Pracht und bezaubernder Schönheit. Der „Rote Phönix“ steht hierbei als daoistisches Symbol für etwas, was als verbrannt und verloren galt, um sich erneut wieder zu erheben und in neuem Glanz zu erstrahlen.

Das Feuer ist Ausdruck einer kraftvollen Energie, welche für die Entfaltung und optimale Reifung der Pflanzenwelt nötig ist. Der Wachstumsprozess befindet sich im Sommer auf dem Höhepunkt – die feurige Energie dehnt sich in alle Richtungen aus und lässt Mensch und Natur erblühen.

Der Sommer steckt voller Energie, Freiheit, Lust, Lebendigkeit, Kommunikation und Aktivität. Mit reckenden, streckenden, öffnenden, dehnenden, schwungvoll dynamischen, mühelos kraftvollen Bewegungsimpulsen bringen wir unsere Herzenergie in Fluss.

Fröhliche Zusammenkünfte, auf Partys gehen und flirten, auf Festen tanzen und singen erfüllen unser Herz mit Freude, unsere Augen glänzen, und wir leuchten von innen.

Mit frischem Gemüse und Obst, Salate, einer leichten Kost, ausreichend Wasser sowie eher bitteren Nahrungsmitteln und Kräutern fühlen wir uns leicht und lebendig, können übermäßig Hitze im Körper ausgleichen und die Feuerenergie im Gleichgewicht halten.

Training und Bewegung in der Verkörperung des Elements Feuer lässt dich tanzen, tönen, lachen und das Miteinander feiern. Das flotte Bewegungstempo, die expansiven, kraftvollen und dynamischen Übungen aktivieren deinen Geist und verleihen deinem Körper Flügel. Feurige und transformative Körperimpulse entfachen die Magie der Liebe und machen Lust auf mehr.

Der Persönlichkeitstyp FEUER

So, wie die Magie des Feuers fasziniert, erregt und gleichzeitig ängstigt, so zieht der Archetyp Feuer schnell die Aufmerksamkeit auf sich und steht im Zentrum des allgemeinen Interesses.

Ein Mensch, dessen Potenzial im Element Feuer angelegt und dessen Herz organisch-energetisch gesund ist, sprüht vor Lebensfreude. Lächelnd, offen und liebevoll geht er auf Andere zu; er ist großmütig, begegnet seinem Gegenüber respektvoll und ist ihm wohlgesonnen.

Er hat die Fähigkeit zu begeistern, lässt sich inspirieren und besitzt die Kraft, Visionen zu teilen und umzusetzen. Der Feuermensch erlebt Freude im Miteinander und liebt es, für und mit Menschen zu arbeiten – sein Handeln ist teamorientiert, mehr auf die Gemeinschaft und weniger auf den eigenen Vorteil ausgerichtet.

Wenn die Feuerenergie außer Kontrolle gerät und eine zerstörerische Kraft entwickelt, ist der Feuermensch oftmals sensationsgierig und ständig auf der Suche nach neuen Erregungs- und Verliebtheitszuständen. Nun braucht es Demut und Mitgefühl seiner Person, um seinen Enthusiasmus und seine Leidenschaft zum Wohle aller einzusetzen.

Um nicht auszubrennen und damit einhergehend Depressionen, Unruhe oder Schlaflosigkeit zu entwickeln, sollte der Feuermensch darauf achten, nicht alles zu tun, nur um von anderen geliebt zu werden. Ebenso sollte er sich selbst achten, ehren und wertschätzen, um seine Herzenergie in Balance zu halten.

Berühmtheiten, durch die sich das Element Feuer ausdrückt sind, beispielsweise Robin Williams, Tony Robbins, Steve Jobs, Marilyn Monroe, Madonna, Thor aus der Comic-Marvelreihe „Avengers“.

> **Das Motto des Feuerelements:**
> „Liebe das Leben, lebe die Liebe und liebe das Lachen!“

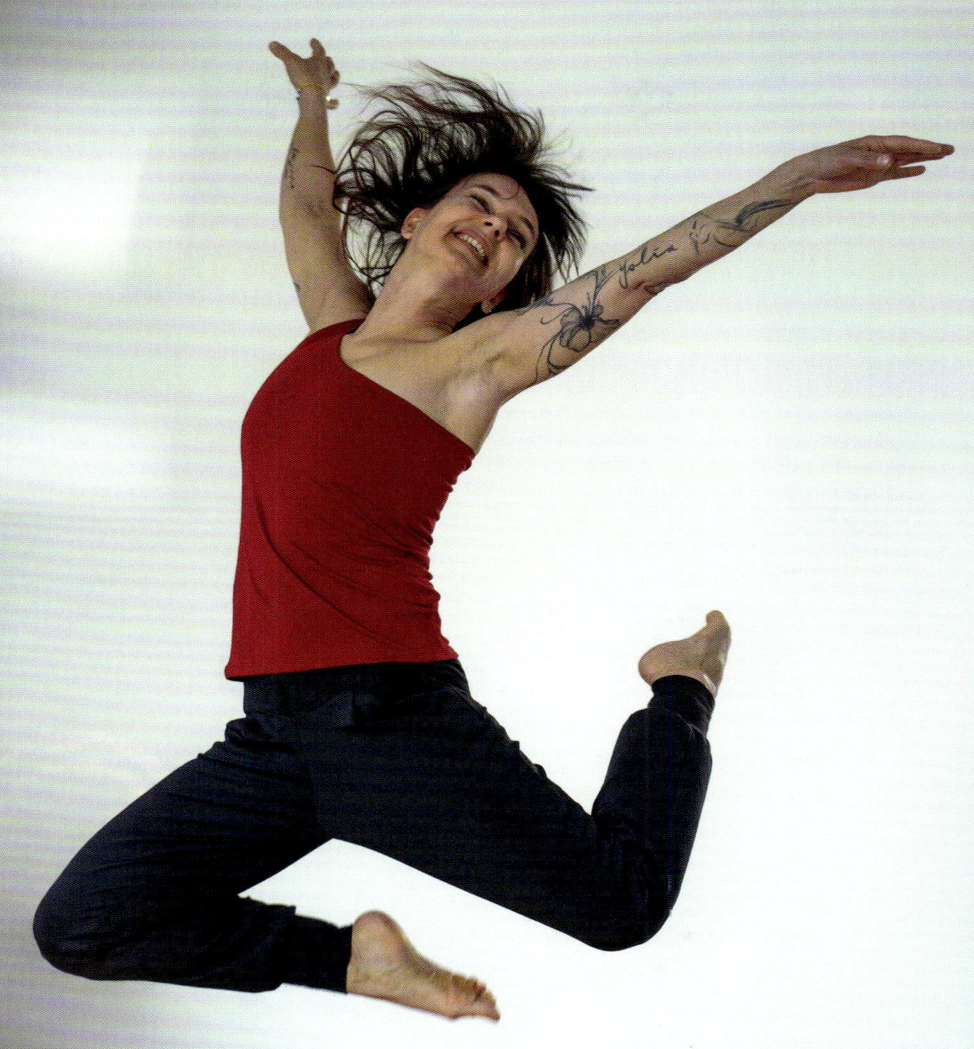

DAS MOTTO DES FEUERELEMENTS:

„LIEBE DAS LEBEN, LEBE DIE LIEBE UND LIEBE DAS LACHEN!“

Der Bewegungstyp FEUER

Anmutig und flink wie eine Gazelle.

Körperprofil:

- Als kleiner bis mittlerer mesomorpher Typ in Form eines schlanken „Tänzerkörpers" besitzt der Feuertyp einen natürlichen und großen Drang zur Bewegung.

Bewegungsprofil:

- Die Gazelle liebt schnelle Bewegungen und kurzweilige Bewegungsimpulse.
- Probiert gerne neue, lustige Sachen aus, die Körper und Geist beflügeln.
- Tanz, Musik und Spaß an rhythmischen Bewegungen stehen ganz weit vorne auf der Bewegungsliste.
- Wählt sportliche Wettbewerbe, bei denen der Mannschaftsgedanke, der Teamgeist und das „Wir" an erster Stelle stehen.

Innerer Motivator:

- Spaß und Freude an der Bewegung stehen im Vordergrund.
- Publikum und Applaus sind für den Feuertypen wichtig – sie treiben ihn an und motivieren ihn zu Höchstleistungen.
- Baut gerne eine emotionale Verbindung und menschliche Beziehungen im und durch den Sport auf.

Destabilisator:

- Langanhaltende starke körperliche Beanspruchung oder Trainings schwächen den Feuertypen und führen leicht zu Erschöpfungszuständen.
- Neigt zu Übertreibung beim Training und riskiert dadurch ein körperliches und emotionales Ausbrennen.

Ausgleich bei Übermaß an Feuerenergie:

- Schwimmen, Ski- und Wassersport eignen sich sehr gut, um der natürlichen Neigung zur Überhitzung entgegenzuwirken.
- Es empfiehlt sich, zur Ruhe und in die eigene Mitte zu kommen, sich von „der Bühne des Lebens" zurückzuziehen und durch Meditations- und Versenkungsübungen das Energiereservoir wieder aufzufüllen.

Ausgleich bei Mangel an Feuerenergie:

- Tanzen und singen im „stillen Kämmerlein“ (ohne Zuschauer) können das innere Feuer und die Lust am gemeinschaftlichen Bewegen entfachen.

Allgemeine Trainingsempfehlung für eine gesunde Feuerenergie:

- Gruppenkurse wie zum Beispiel Choreografie- und Dance Classes oder ChiYoga DANCE beflügeln Körper und Geist. Circuit Trainings erfüllen den Teamgedanken und stärken das Gemeinschaftsgefühl.
- Singen und Musikhören empfehlen sich zum Stressabbau und um die Akkus wieder aufzuladen.
- Für Ausgeglichenheit und zur Stärkung der Physis sowie zur besseren Sauerstoffversorgung der Zellen sind tägliche Atemübungen essenziell, um die durch emotionale, feurige Erregungszustände hervorgerufenen chaotischen Atemmuster aufzulösen oder zu beruhigen.
- Beruhigende, rhythmische Massagetechniken und Ganzkörpermassagen sind Klopf- und Reibetechniken vorzuziehen, da dieser Körpertyp sehr sensibel auf taktile Reize reagiert.

Das FEUER in der Verkörperung von Bewegung, Atmung und Entspannung

Die Basis für ein effizientes und gesundheitsförderndes Training im Sinne der Fünf Elementelehre ist die Aktivierung und Revitalisierung der Meridiane. Die ausgewählten Übungen wirken sich nachhaltig stärkend und harmonisierend auf die Feuerenergie aus.

Meridian- und Organaktivierung für das Element Feuer

Dem Feuerelement werden die Meridiane Herz und Dünndarm sowie Herzbeutel und Dreifach Erwärmer zugeordnet.

Auf organisch-körperlicher Ebene spiegelt sich das Feuerelement im Herz-Kreislauf-System und damit in der Blutzirkulation wider.

Yin-Organ/Meridian (Zang/ Speicherorgan): Herz

Als Hohlmuskel pumpt das Herz Blut durch unseren Körper und versorgt unsere Organe und Körpergewebe mit Sauerstoff und Nährstoffen.

Das Herz verleiht uns die Fähigkeit zu lieben und mitzufühlen.

Nach der Traditionellen Chinesischen Medizin beherbergt das Herz unser Bewusstsein, unseren Geist – „Shen". Als gesunde Seelenqualität gibt Shen uns die Fähigkeit, uns zu konzentrieren, unsere Gedanken zu sortieren und unseren Geist zu klären. Sind wir im Einklang mit unserem Shen, handeln wir weise, finden stets die richtigen Worte, sind gutmütig und mitfühlend und gehen auf andere Menschen mit offenem Herzen zu. Das reine Shen, welches in Wärme und Geborgenheit gelebt wird, entwickelt über das allgemeine Bewusstsein hinaus ein inneres Wissen, welches erkennt und nicht mehr trennt oder (ver-)urteilt.

> **Gut zu WISSEN:**
> Der Herzmeridian (Akupunkturpunkt 1) verläuft von der Achselhöhle über die Innenseite der Arme in den kleinen Finger (Akupunkturpunkt 9).

Yang-Organ/Meridian (Fu/ Hohlorgan): Dünndarm

Der Dünndarm verdaut die Nahrung weiter. Die gewonnenen Nährstoffe aus dem Nahrungsbrei werden über die Dünndarmwand ins Blut aufgenommen.

Dementsprechend werden dem Dünndarm in der chinesischen Lehre die Fähigkeit zur Trennung zugeordnet. Gemeint ist die Unterscheidungsfähigkeit, für das, was gebraucht wird und was nicht. Dadurch werden die körperliche und geistige Klarheit gefördert.

> **Gut zu WISSEN**
> Der Dünndarmmeridian beginnt am kleinen Finger außen (Akupunkturpunkt 1) und fließt über die Armaußenseite zum Schulterblatt, zum Hals und endet beim Kiefergelenk/Mitte Ohr (Akupunkturpunkt 19).

Yin-Organ/Meridian (Zang/ Speicherorgan): Herzbeutel

Der Herzbeutel erfüllt als Bindegewebshülle vielfältige Aufgaben. Er unterstützt die Kreislauftätigkeit, schützt das Herz und hält es in einer stabilen Position. Er sorgt dafür, dass das Herz sich sowohl ausdehnen als auch zusammenziehen kann.

In der Traditionellen Chinesischen Medizin wird der Herzbeutelmeridan als stark, bestimmend und in diesen Eigenschaften als der Beschützer des Herzens angesehen. Er verbindet die Energie des Himmels sowie der Erde und hilft uns damit, nicht den Boden unter den Füßen zu verlieren.

> **Gut zu WISSEN:**
> Der Herzbeutelmeridian beginnt neben der Brustwarze (Akupunkturpunkt 1), fließt über die Arminnenseite, über die Handinnenfläche bis in den Mittelfinger (Akupunkturpunkt 9).

Yang-Organ/Meridian (Fu/ Hohlorgan): Dreifach Erwärmer

Der Dreifach Erwärmer ist im westlichen Sinne kein klassisches Organ, sondern eine Energiespezialität der chinesischen Heillehre. Er koordiniert und harmonisiert drei Brennkammern, die unsere Energiequellen (Verdauungs-, Nahrungs- und Atmungssystem) sind. Er sorgt für den Wärmeausgleich im Körper und unterstützt die Zusammenarbeit aller Organe. Er schirmt das Herz ab und bildet eine energetische Schutzhülle.

> **Gut zu WISSEN**
> Der Dreifach Erwärmer-meridian beginnt am Ringfinger außen (Akupunkturpunkt 1) und verläuft über die Armaußenseite zu den Augenbrauen außen. Er endet in der Vertiefung neben dem lateralen Ende der Augenbraue (Akupunkturpunkt 23).

Um das Feuerelement und damit die Meridiane und Organe im Funktionskreis von Herz, Dünndarm, Herzbeutel und Dreifach Erwärmer zu stärken und den Energiefluss anzuregen, ist es sinnvoll, den Verlauf der Hauptleitbahnen sowie das Thema und die Symbolik in Form von Bewegungsqualität, Bewegungsintensität und Bewegungsrichtung des Elements zu berücksichtigen.

Von der Theorie in die PRAXIS:

- abklopfen, ausstreichen, massieren, schütteln, lockern der Arminnenseiten und -außenseiten
- durchbewegen, kneten, massieren, greifen, dehnen und strecken der Hände und Finger
- dehnen der Arminnenseiten und -außenseiten
- Innen- und Außenrotation der Schultern, Schulterkreisen vorwärts und rückwärts
- Herzraum- und Brustkorböffnungen; öffnen und dehnen des hinteren Herzraums zwischen den Schulterblättern; Druckpunkt- oder Faszienmassage der Schulterblätter und zwischen

den Schulterblättern („Zone des gebrochenen Herzens“)

- expandierende, nach oben gerichtete und kreisförmige Bewegungen mit den Armen
- schwungvolle Armkreise vor dem Körper, vorwärts und rückwärts kreisen, mit den Armen in die Seite schwingen
- Meridian- und Herz-Kreislauf Aktivierung, anaerobes Ausdauertraining
- spritzige, lebendige Bewegungen in alle Bewegungsrichtungen, hüpfen, springen, bouncen, federn, ausdehnen in alle Richtungen des Raumes
- tanzen
- Lichtduschen und Herzmeditationen

Dieses Trainingsvideo
lädt dich ein,
das Feuerelement
körperlich zu erfahren
und in seine Qualität
hinein zu spüren:

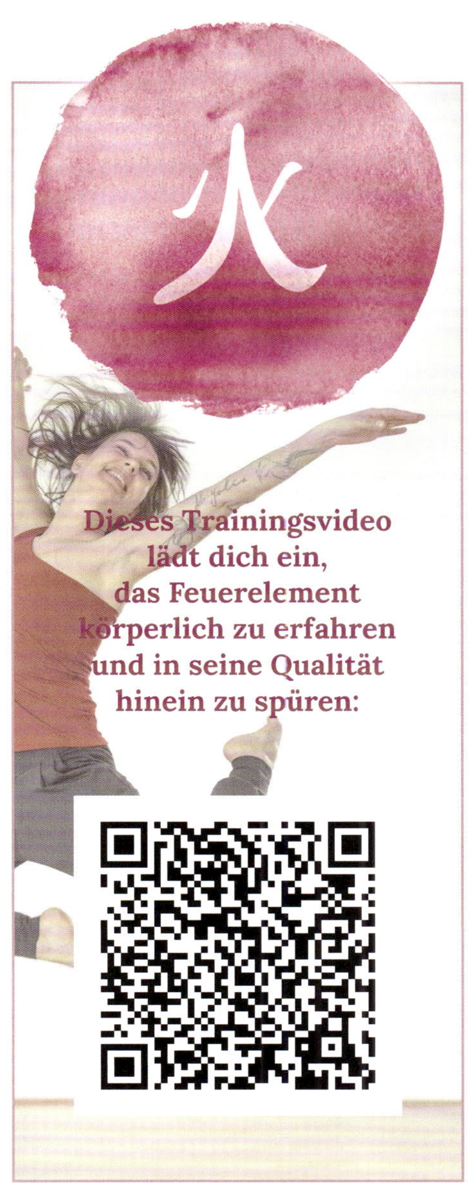

Tageszeit – Jahreszeit im Element Feuer

Dem Element Feuer wird der Sommer und die Mittagszeit mit dem Höchststand der Sonne zugeordnet. Die Energie der Sommermonate kann uns stärken; in einem Übermaß kann sie uns ebenso schwächen. Wir sollten auch im Sommer auf eine ausgeglichene Feuerenergie achten, um uns nicht zu erschöpfen. Bei einem Übermaß an Feuerenergie, insbesondere bei hohen Temperaturen, ist es essenziell, unser System nicht durch exzessives Herz-Kreislauf Training zu überlasten. Empfehlenswert ist ein zeitlich begrenztes und niederfrequentes Ausdauertraining im Bereich von sechzig bis fünfundsiebzig Prozent der maximalen Herzfrequenz.

Das I Ging „Der gelbe Kaiser“, das Grundlagenwerk der Traditionellen Chinesischen Medizin (Quelle: Jason Elias, Katherine Ketcham „Traditionelle Chinesische Medizin, Selbstheilung mit den fünf Elementen“, S.75 f.), formuliert es wie folgt:

„In den drei Monaten des Sommers herrscht Überfluss an Sonnenschein und Regen. Die Energie des Himmels steigt hinab, die Energie der Erde steigt hinauf. Vermengen sich diese beiden Energien, findet der Austausch zwischen Himmel und Erde statt. Das ist der Grund dafür, dass Pflanzen reifen und Tiere, Blumen sowie Früchte reichlich erscheinen. Zu dieser Zeit des Jahres mögt ihr euch etwas später zurück ziehen, aber ihr solltet immer noch früh am Morgen aufstehen. Meidet Zorn und bleibt körperlich rege, um zu verhindern, dass die Poren sich schließen und das Qi stagniert. Ihr solltet euch in eurem Sexualleben mäßigen, obschon es ein wenig intensiver sein darf als in anderen Jahreszeiten. Auf emotionaler Ebene ist es wichtig, fröhlich und heiter zu sein und keinen Groll zu hegen, damit die Energie frei fließen und eine Kommunikation zwischen innen und außen herstellen kann.“

Organzeit im Element Feuer

Der größte Anteil der Energie zirkuliert im Herzmeridian von elf bis dreizehn Uhr.

Dem Dünndarm Meridian steht die meiste Energie von dreizehn bis fünfzehn Uhr zur Verfügung. Die Sonne hat in dieser Zeit ihren Höchststand. Ihre lichtvolle Kraft aktiviert und unterstützt die Energie unseres inneren Feuers.

Nach dem Mittagessen empfiehlt sich ein Mittagsschläfchen von circa fünfzehn Minuten.

Den Herzbeutel durchströmt die meiste Energie von neunzehn bis einundzwanzig Uhr und den Dreifach Erwärmer von einundzwanzig bis dreiundzwanzig Uhr.

Richten wir uns nach der Organuhr und aktivieren die Feuermeridiane in der Zeit ihres höchsten Energieniveaus, sind wir an die äußere Sonnenkraft angebunden, die Übungen fallen uns leichter und sind um einiges wirkungsvoller als zu anderen Zeiten. Ein leichtes beziehungsweise individuell angepasstes Herz-Kreislauf Training vor dem Mittag- oder Abendessen sowie Krafttraininig oder eine dynamische Yoga- und auch TriloChi® Einheit sind ideal für den Feuertypen und stärken die vier Feuerorgane und Meridiane – insbesondere in den Sommermonaten.

Sinnesorgan – Sinnesfunktion im Element Feuer

Als Sinnesorgan werden dem Herzen die Zunge und das Tasten zugeordnet und damit das Sprechen und das Lachen. Menschen im Feuerelement tragen ihr Herz oftmals sprichwörtlich auf der Zunge. Sie erzählen gerne, sind aktive Zuhörer, sie sind offen und empfänglich in ihrer Kommunikation.

Zu schnelles Sprechen, hysterisches Lachen oder Stottern können auf eine Dysbalance im Funktionskreis Herz hinweisen. Redet ein Mensch zu viel oder zu schnell, kann er damit seine Herzenergie schwächen.

Von der Theorie in die PRAXIS:

- Die leichteste Übung, um den Herzmeridian anzusprechen, ist das achtsame und bewusste Kauen eines Bonbons.

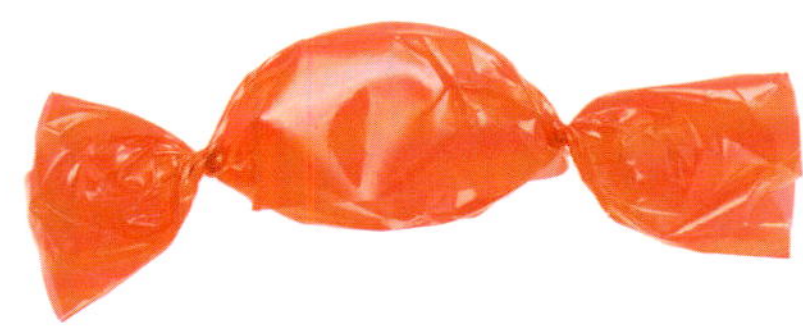

- Zur Sinnesaktivierung bietet sich ebenfalls das Kreisen der Zunge an:
  Mit geschlossenem Mund kreist du deine Zunge zwischen deinen Lippen und Zähnen langsam jeweils sechs bis neun mal rechts und sechs bis neun mal links herum. Während des Kreisens sammelt sich Speichel an, du produzierst dein eigenes Qi. Dieser Speichel ist ein wahrer QiBooster, der nach der chinesischen Lehre von hochwertiger Energiequalität ist. Nach dem Kreisen deiner Zunge schluckst du den Speichel ganz genüsslich und in kleinsten Portion herunter, so, als sei er der leckerste und süßeste Saft, den du jemals getrunken hast.

Emotion – Tugend im Element Feuer

Die dem Herzmeridian beziehungsweise Feuerelement zugeordneten Emotionen und Tugenden finden ihre Entsprechungen auch in der Psychosomatik:
„Mir läuft das Herz über." „Mein Herz hüpft vor Freude." „Jemandem das Herz ausschütten." „Mir bricht das Herz." „ Aus dem Herzen sprechen."
Die Wurzelemotionen äußern sich durch Traurigkeit, Unglückseligkeit, Hysterie, Wahnsinn, Hass und ein schädigendes Übermaß an Liebe und Freude.
In einem ausgeglichenen Zustand drücken sich die Tugenden von Herz, Dünndarm, Herzbeutel und Dreifach Erwärmer in Liebe, Geistesgegenwart, Humor, Begeisterungsfähigkeit, Freude, Ehre und Respekt aus.

Von der Theorie in die PRAXIS:

- In einem bequemen Stand oder einer angenehmen Sitzhaltung öffnest du deine Arme zum Horizont, so, als ob du zwei Fensterläden nach außen öffnest. Die geöffneten Arme befinden sich dabei etwas unterhalb deiner Schultern. Deine Arme und deine Schultern sind außenrotiert, so dass deine Handinnenflächen nach oben zeigen. Deine Finger sind entspannt gespreizt.

- Ausatmend drehst du nun deine Schultern und Arme nach innen, so dass die Handherzen wieder nach hinten-oben zeigen.
- Einatmend rotiere die Schultern und deine Arme wieder nach außen. Ausatmend wieder nach innen. Folge mit der Bewegung ganz deinem Atemrhythmus.
- Konzentriere dich dabei auf deine Handherzen, auf die sogenannten Lao Gong Punkte (Akupunkturpunkt Herzbeutel acht). Stell dir vor, wie du kleine Sonnenkugeln in deinen Händen balancierst, wenn du die Hände ein- und ausdrehst.
- Wiederhole die Übung fünf bis sieben mal, lass dann deine Arme sinken und spüre der Übung und deinen Gefühlen mit geschlossenen Augen nach.

Diese Übung kann innere Ruhe, Gelassenheit, Liebe und Lebensfreude fördern.

Die Feuerenergie wird in den Armen verteilt und das Qi im Herzmeridian über die Lao Gong Punkte – Akupressurpunkt 8, siehe Foto auf Seite 58 – angeregt. Die Spiralbewegung der Arme spricht die Bewegung des

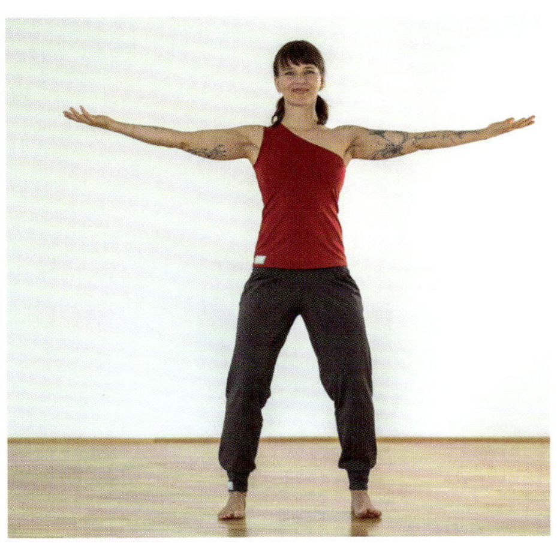

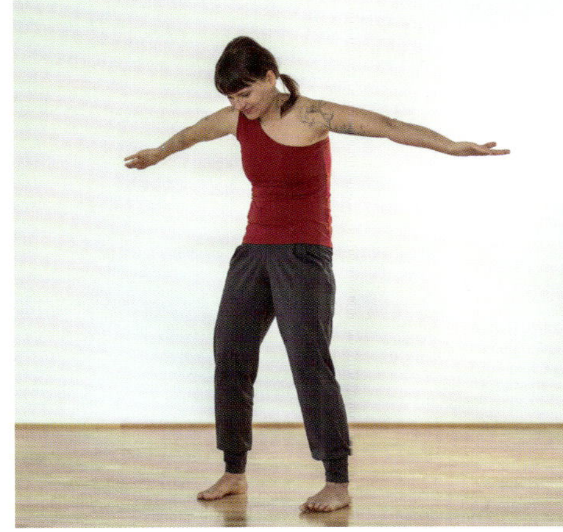

Herzens an, insbesondere über die Öffnung des Akupunkturpunktes eins des Herzmeridians in der Achselhöhle.

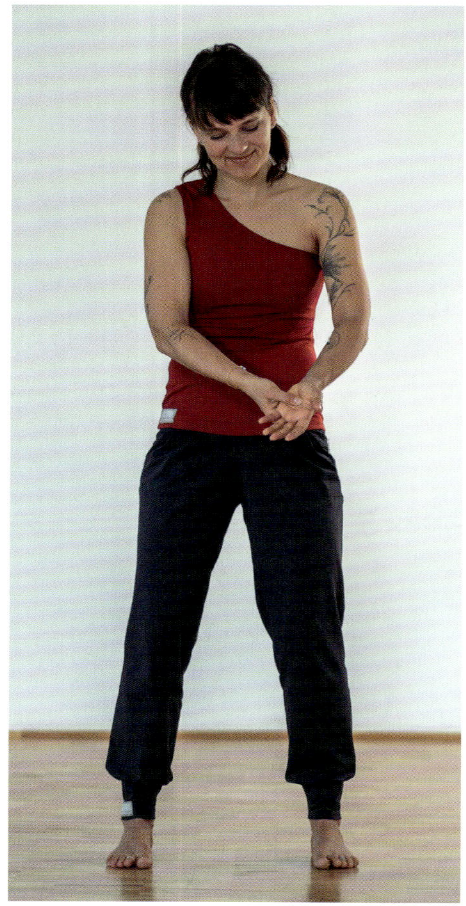

Akupressuurpunkt Herzbeutel 8.

Ton – Heilender Laut im Element Feuer

Der Herzlaut öffnet die Kehle, der Brustkorb weitet sich, es entsteht Raum im Herzen. Dadurch kann die Energie einströmen, durch den Übenden hindurch fließen und sich im Körper ausdehnen.

Beim Heilenden Herzlaut „HAO“ ist der Mund weit geöffnet, so dass der Laut hinausgleiten und dabei ein Übermaß an Hitze, Unruhe und Disharmonie aus dem Herzen heraus fließen können.

Wenn das Leben zu sehr auf uns lastet, Herz- und Kreislauf darunter leiden, kann der lächelnd-gähnende Herzlaut unser Nervensystem beruhigen, Druck vom Herzen nehmen und Erleichterung in unsere Gefühlswelt bringen.

Von der Theorie in die PRAXIS:

- In einer angenehmen Sitzposition führst du die Handherzen vor dem Herzen zusammen, in die Gebetshaltung.
- Einatmend gleiten deine Arme nach oben in die Streckung – die Handherzen bleiben verbunden.

Hebe deinen Herzraum an und fließe in eine sanfte Rückbeuge.

- Mit dem Tönen des Herzlauts „HAAAO" öffnest du die Arme in eine weite V-Position – Blick, Kopf und Brustkorb sind dabei angehoben, um dem Herzen noch mehr Raum zu schenken.
- Einatmend führst du die Arme über dem Kopf wieder zusammen und lässt die Handherzen miteinander verschmelzen.
- Ausatmend fließen die Arme nach unten und die Hände vor dein Herz in die Gebetshaltung zurück.
- Wiederhole diese Übung drei bis fünf mal und spüre im Anschluss mit geschlossenen Augen nach.

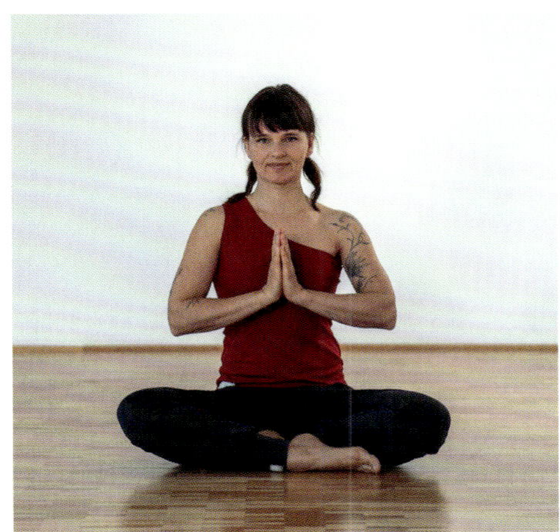

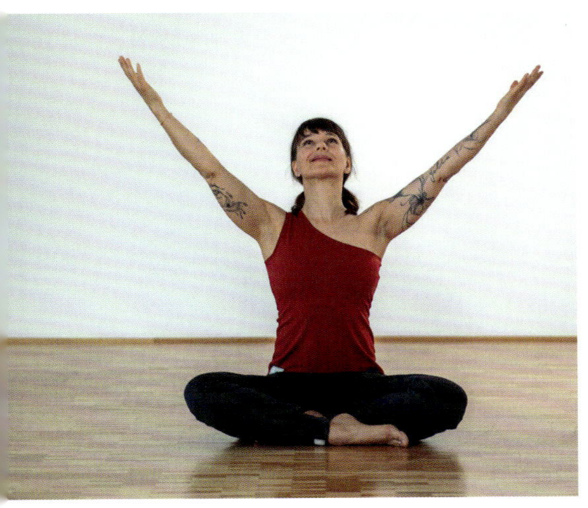

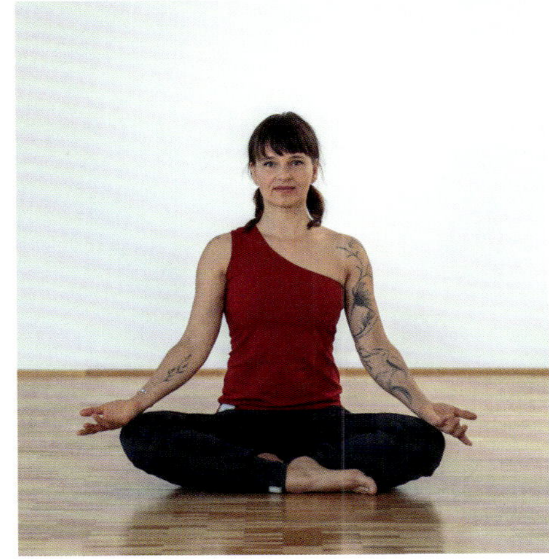

Heilfarbe im Element Feuer

Die Farbe, die dem Element Feuer zugeordnet wird, ist rot. Der Rotton umfasst unter anderem pink, hellrot, dunkelrot, blutrot, purpurrot.
Rot ist die Farbe des Blutes und der Liebe. Im übertragenen Sinne ist hier auch die Blutsverwandtschaft, die Blutlinie gemeint, die in Liebe zu sich selbst und zu anderen verbunden ist. Rot als Heilfarbe ist anregend, fördert die Aktivität und unsere Vitalität. Sie schenkt uns Selbstvertrauen und stärkt unsere sexuelle Energie. Sie stärkt das Wurzelchakra und gibt uns darüber Erdung. Rot regt das sensorische Nervensystem an und gilt als stoffwechselaktivierend.

Von der Theorie in die PRAXIS:

- Finde eine bequeme Sitzhaltung und nimm dir einen Moment Zeit, um an ein Ereignis zu denken, dass dich besonders erfreut hat, oder erinnere dich an einen Menschen oder ein Tier, zu dem du eine besonders liebevolle Beziehung hast, welcher/welches dich zutiefst im Herzen berührt.
- Lass ein inneres Lächeln entstehen und zaubere dazu ein äußeres Lächeln auf dein Gesicht. Vielleicht stellst du fest, wie sehr dies dein Herz leichter werden lässt und ein Glücksgefühl in dir ausgelöst wird.
- Visualisiere nun ein kräftiges Rot – vielleicht ein dunkelrot oder ein rubinrot – und färbe deinen Atem damit. Atme die Heilfarbe nun zu deinem Herzen hin.
- Einatmend füllt sich dein Herzraum mit Rot und ausatmend verteilt sich die Heilfarbe in deinem energetischen Herzraum, lässt dich innerlich weit, offen und liebend werden.
- Erlaube dir, dieses Gefühl mit in den Tag oder in deine weitere Übungspraxis zu nehmen und dich von deinem Herzen leiten zu lassen.

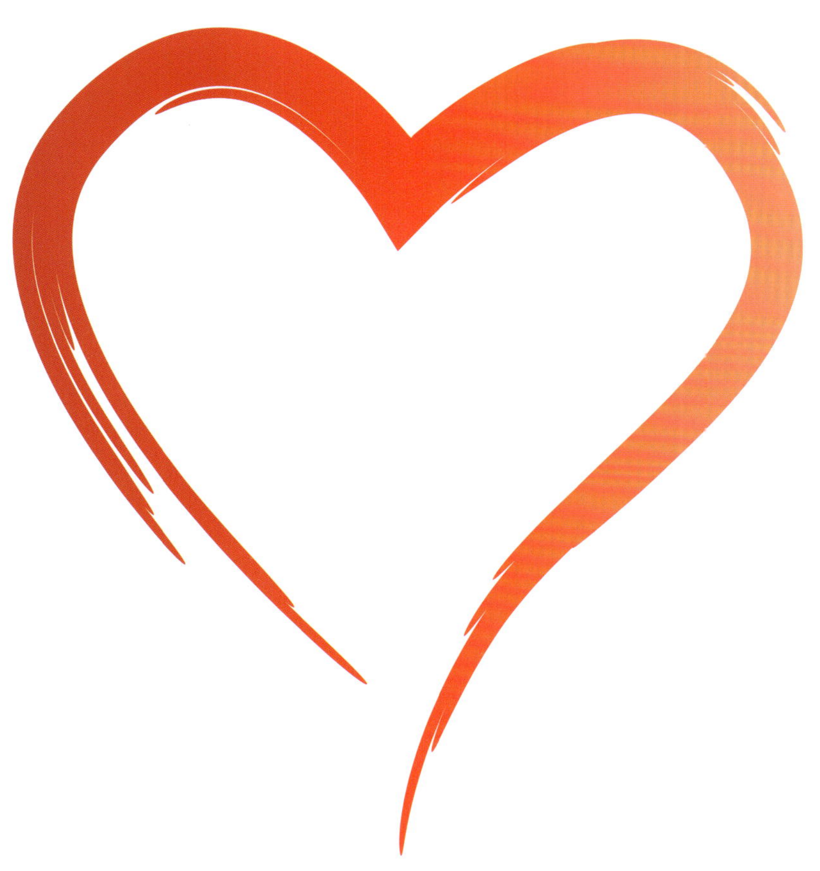

7. DAS ELEMENT ERDE
VERSTEHEN & VERKÖRPERN

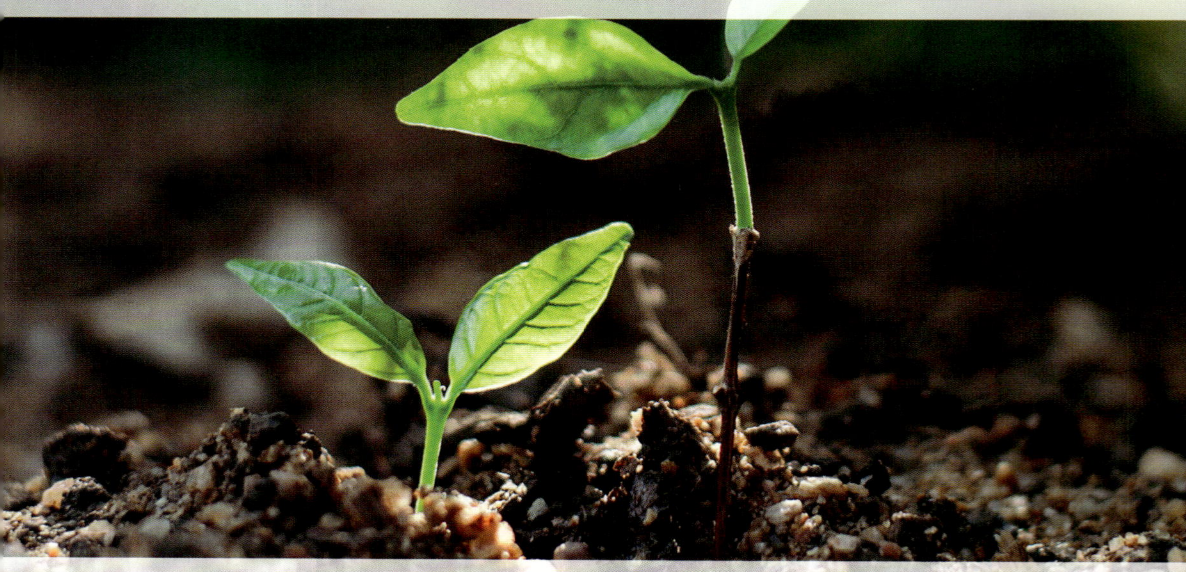

#STABILITÄT #ERDUNG #MITGEFÜHL #HARMONIE #GEMEINSCHAFT

„Das Licht Deines wahren Wesens strahlt von Deinem Mittelpunkt, erleuchtet den ganzen Körper, so wie die Sonne die ganze Welt beleuchtet aus dem Mittelpunkt des Sonnensystems.“
(Maharishi Mahesh Yogi)

Das Element Erde wird als die fünfte Jahreszeit betrachtet und dem Spätsommer zugeordnet. Der Spätsommer wird oftmals begleitet von einem strahlend blauen Himmel, warmer Witterung und einer intensiven gold-gelben Farbpracht in den Laub- und Mischwäldern. Es ist die Zeit der Reife, der Ernte und des Einsammelns. In der harmonischen, lebensbejahenden und zentrierten Grundstruktur des Erdelements befinden sich die energetischen Aspekte Yin und Yang sowie die Kräfte der Natur in einem vollkommenen Gleichgewicht. Geprägt durch die Lebendigkeit des inneren Yang und der Ruhe des äußeren Yin lässt „Mama Erde“ Mensch und Natur reifen und gedeihen.

Innerhalb der Fünf Elementelehre gilt die Erde als zentrierende Kraft, die die Energie von Magen, Milz und Bauchspeicheldrüse regiert und ausgleicht. Wenn wir uns vorstellen, in der Mitte eines Fahrrad-Rades, also auf der Nabe, zu sitzen, kann sich das Lebensrad um uns herum so wild drehen, wie es will. Voller Vertrauen und Gleichmut bleiben wir in unserer Mitte, egal wie wild und turbulent es um uns herum zugeht. Verlassen wir die sichere Mitte und setzen uns auf eine Speiche oder auf den Rand des Rades, kostet es uns immens viel Kraft, um bei uns zu bleiben und nicht den Halt zu verlieren. Dies gilt für alle Lebenssituationen. Wenn wir nicht mehr in uns, sondern außerhalb von uns sind, geraten wir sehr schnell aus dem Lot und lassen uns fremdbestimmen. Oftmals reagieren Magen, Nacken, Rücken, Becken und Brust darauf mit Spannungszuständen.

Durch regelmäßige Erdungs- und Zentrierungsübungen bleiben wir sinnbildlich in unserer Mitte und mit beiden Füßen auf dem Boden. Wir handeln intuitiv aus dem Bauch heraus, folgen unserer inneren Stimme und stärken somit unser wahres Selbst.

Der süße Geschmack zeichnet das Element Erde aus. Nahrungsmittel wie Kartoffeln, süße Karotten, Mais und Butter sowie Eier und Rindfleisch sollten als Mahlzeit bevorzugt werden. Um den Verdauungsprozess anzuregen und zu unterstützen, empfiehlt es sich, morgens circa einen halben Liter heißes Wasser auf leeren Magen zu trinken. Grundsätzlich sollten wir viel Warmes essen und ausreichend kauen, um Magen und Milz zu unterstützen.

> **Training und Bewegung**
> in der Verkörperung des Elements Erde lädt dich ein, in deine innere und äußere Kraft zu kommen, dich körperlich und geistig zu zentrieren und dich mit der nährenden und tragenden Kraft der Erde zu verbinden. Das maßvolle und bewusste Bewegen mit und aus der Körpermitte heraus schenkt dir Halt und Stabilität und sorgt für ein ausgeglichenes Energieniveau.

Der Persönlichkeitstyp ERDE

Ein Mensch, dessen Potenzial im Element Erde angelegt und dessen Energie im Gleichgewicht ist, ist ein geselliger und familienfreundlicher Mensch. Freunde können jederzeit auf seine Unterstützung zählen. Mit seiner diplomatischen Art schlichtet er sympathisch und voller Mitgefühl Zwistigkeiten in seinem Umfeld, indem er Gemeinsamkeiten herausarbeitet. Taktvoll und stets voller Respekt geht er auf die Belange seines Gegenübers ein. Geben und Nehmen sind stets in einem ausgewogenen Maße vorhanden. Der Erdmensch handelt pragmatisch, immer bemüht, Lösungen für alle Beteiligten zu finden. Er schafft Oasen der Menschlichkeit und des Zusammenhalts. In seiner Nähe fühlen wir uns wohl und geborgen.

Das Erdelement steht für Sicherheit und Stabilität, so dass ein Ungleichgewicht in diesem Element nicht selten geprägt ist von mangelndem Selbstwertgefühl sowie Festhalten an Altem und Bekanntem – Veränderungen fallen ihm eher schwer. Die damit zusammenhängende Schwermut und Grübelei machen ihm das Leben mürbe.

Liebevolle Umarmungen und Schmusen mit seinen Liebsten können dem Erdmenschen helfen, sich wieder geliebt und gebraucht zu fühlen und zurück in seine Harmonie zu kommen.

Berühmtheiten, durch die sich das Element Erde ausdrückt, sind bei-

DAS MOTTO DES ERDELEMENTS:

*„HANDLE INTUITIV,
SEI FÜRSORGLICH UND
BLEIB MIT BEIDEN FÜßEN
AUF DEM BODEN!“*

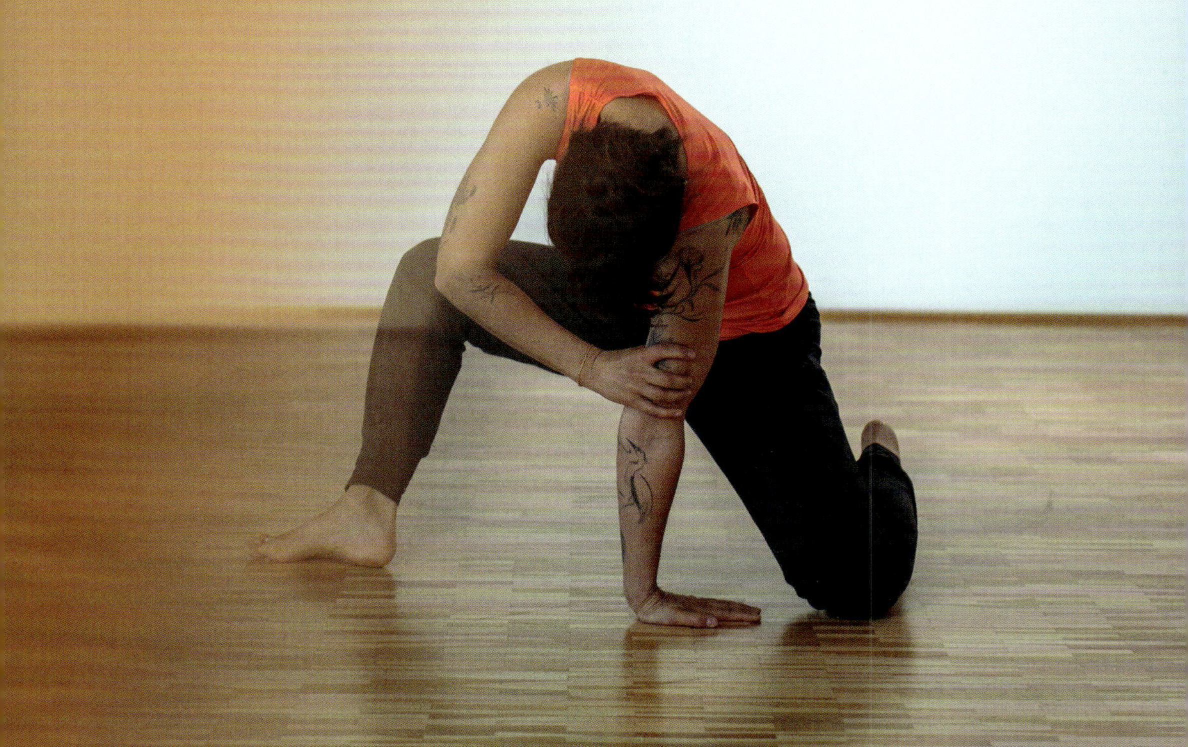

spielsweise Albert Schweizer, Oprah Winfrey, Buddha, Angela Merkel, Black Widow aus der Comic-Marvelreihe „Avengers“, Winnie-der-Pu.

> **Das Motto des Erdelements:**
> „Handle intuitiv, sei fürsorglich und bleib mit beiden Füßen auf dem Boden!“

Der Bewegungstyp ERDE

Sanftmütig und stark wie ein Elefant.

Körperprofil:

- Die nährende und fürsorgliche Persönlichkeit spiegelt sich in einem verlangsamten Stoffwechsel und einem endomorphen Körpertyp wider.
- Der Erdtyp liebt es eher gemütlich und bewegt sich bedächtig. Der Gang ist erdverbunden und manchmal auch schwerfällig.

Bewegungsprofil:

- Bei diesem Trainingstyp sind in der Regel keine sportlichen Höchstleistungen zu erwarten. Entsprechend ihrer sanften Wesensart mögen Menschen des Erdtyps es weniger anstrengend, unkompliziert und langsam.
- Fließend weiche und meditative Bewegungsformen wie im Tai Ji oder Yoga helfen dabei, sich zu erden und zu zentrieren.
- Training und Bewegung stehen für den Erdtyp am Ende der TO DO Liste. Er tut es, weil es sein muss, weniger zum Spaß oder aus einem inneren Bedürfnis heraus.

Innerer Motivator:

- Soziale Kontakte und zwischenmenschliche Beziehungen spielen eine ausschlaggebende Rolle beim Sport. Der Erdtyp liebt Sport in der Gemeinschaft. In einem Sportverein beispielsweise kann die Erde ihr fürsorgliches und soziales Engagement ausleben und dadurch auch in Bewegung bleiben.

Destabilisator:

- Der Erdtyp verfällt sehr schnell in eine gewisse körperliche Lethargie. In der einen Hand ein gutes Buch und in der anderen eine Tasse Tee schaut er sich Sportsendungen gerne vom Sofa aus an.

Ausgleich bei Übermaß an Erdenergie:

- Um die gestaute Energie wieder in Fluss zu bringen, sollte sich der Erdtyp mindestens einmal am Tag körperlich so bewegen und anstrengen, bis er richtig ins Schwitzen kommt.

Ausgleich bei Mangel an Erdenergie:

- Um die körperliche „Leere“ zu füllen, den Muskeltonus und die allgemeine Ausdauerfähigkeit zu verbessern sowie das Gefühl von Trägheit auszugleichen, können regelmäßige Spaziergänge in der Natur mit Freund:innen hilfreich sein.

Allgemeine Trainingsempfehlungen für eine gesunde Erdenergie:

- Mit Freund:innen regelmäßig walken, wandern, entspannt Radfahren auf ebener Strecke oder Bahnenschwimmen halten den Stoffwechsel in Gang und tun dem Gemüt gut.
- Tai Ji, Yoga und leichte gymnastische Bewegungsabläufe in einer Gruppe mit Gleichgesinnten regen den Energiefluss im Körper an und kommen der Sanftheit des Erdtyps nach.
- Erdungs- und Zentrierungsübungen schaffen ein starkes Gefühl von Verbundenheit und schenken Halt und Sicherheit.
- Regelmäßige Lymphdrainagen und Bindegewebsmassagen wirken lindernd bei Stauungen im Gewebe und können Flüssigkeitsansammlungen, insbesondere im Bauchraum, auflösen.

Die ERDE in der Verkörperung von Bewegung, Atmung und Entspannung

Die Basis für ein effizientes und gesundheitsförderndes Training im Sinne der Fünf Elementelehre ist die Aktivierung und Revitalisierung der Meridiane. Die ausgewählten Übungen wirken sich nachhaltig stärkend und harmonisierend auf die Erdenergie aus.

Meridian- und Organaktivierung für das Element Erde

Dem Erdelement werden die Meridiane Magen und Milz zugeordnet. Das Erdelement steht für die Verdauung von Nahrung sowohl auf körperlicher als auch auf geistig-seelischer und emotionaler Ebene.

Gut zu WISSEN:
Der Milzmeridian beginnt am großen Zeh (Akupunkturpunkt 1) und zieht über den Oberschenkel vorne, eher innen, und endet am seitlichen Rippenbogen (Akupunkturpunkt 21).

Yin-Organ/Meridian (Zang/Speicherorgan): Milz/Pankreas

Dem lymphatischen System zugehörig, filtert die Milz das Blut und hat so einen großen Einfluss auf die körpereigene Immunabwehr. Sie scheidet verbrauchte Blutbestandteile aus, speichert Blut und setzt es bei Bedarf frei. Den anderen Organen schenkt sie Stabilität und hält sie in ihrer Position.

Nach der chinesischen Lehre ist die Milz von großer Bedeutung, da sie die Quelle für das gesamte Qi im Körper ist. Sie wandelt Essen, auch geistig-emotionale Nahrung, in Qi und Blut um. Bei einem starken Milz-Qi sind wir voller Energie und Lebenskraft. Eine geschwächte Milz zeigt sich in Müdigkeit, Erschöpfung und Verdauungsproblemen.

Yang-Organ/Meridian (Fu/Hohlorgan): Magen

Als Teil des Verdauungstraktes besteht die Hauptaufgabe des Magens darin, Nahrung zu speichern und diese dann in kleinen Portionen an den Darm für die Verdauung weiterzuleiten. Er unterstützt die Funktion der Milz und gilt mit ihr gemeinsam als Quelle der Gesundheit.

In seinem Funktionskreis dient der Magen als Zwischenspeicher für unser Essen, unsere Gefühle und Gemütszustände, welche nicht gleich verwertet werden können. Nur ein gesundes MagenQi ermöglicht eine vollständige Verarbeitung von körperlicher, emotionaler und kognitiver Nahrung.

> **Gut zu WISSEN:**
> Der Magenmeridian verläuft vom Jochbein, unter dem Auge (Akupunkturpunkt 1) über den Mund, die Schläfe hoch und dann runter zum Hals und zur Brustwarze. Von dort geht es weiter zum Bauch, über den Oberschenkel (eher außen) bis zum zweiten Zeh (Akupunkturpunkt 45).

Um das Erdelement und damit die Meridiane und Organe im Funktionskreis von Magen und Milz zu stärken und den Energiefluss anzuregen, ist es sinnvoll, den Verlauf der Hauptleitbahnen sowie das Thema und die Symbolik in Form von Bewegungsqualität, Bewegungsintensität und Bewegungsrichtung des Elements zu berücksichtigen.

Von der Theorie in die PRAXIS:

- Balance- und Gleichgewichtsübungen, Aktivierung der tiefen Rumpfmuskulatur
- Kräftigung von Bauch-, Beckenboden- und Rückenmuskulatur
- Rotationsbewegungen stehend, sitzend, liegend
- Rückwärtsbeugen, räkeln, recken, strecken und dehnen über die ganze Körpervorderseite
- Erdungs- und Zentrierungsübungen über die Füße und die Körpermitte
- Übungen in Bauch- und Rückenlage betonen
- maßvolles Bewegen aus der Körpermitte heraus, moderate Trainingsintensität
- Bauchmassagen, kreisförmige Zentrierungsmassagen um den Nabel herum
- Beinvorderseiten ausstreichen, abklopfen und massieren
- die Bewegungsqualität ist stabilisierend, kreisend, verteilend und zentrierend
- Bewegungen, die die vertikale und horizontale Ebene, oben und unten miteinander verbinden und die Energie ins Zentrum lenken
- Bauchatmung, tiefe und vollständige Atmung

土
Dieses Trainingsvideo
lädt dich ein,
das Erdelement
körperlich zu erfahren
und in seine Qualität
hinein zu spüren:

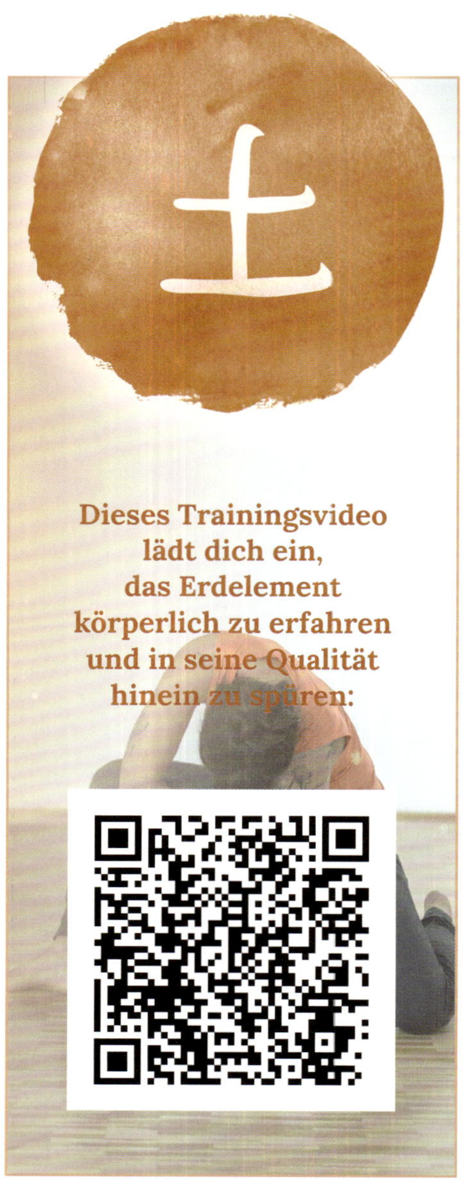

Tageszeit – Jahreszeit im Element Erde

In den alten chinesischen Schriften werden die letzten achtzehn Tage einer jeden Jahreszeit als ein empfindlicher Übergang beschrieben, währenddessen sich die kosmischen Kräfte zwar in einem absoluten Gleichgewicht befinden und äußerlich Ruhe herrscht, doch die vier Elemente Holz, Feuer, Metall und Wasser in einen anderen energetischen Zustand wechseln – innerlich brodelt, rüttelt und schüttelt es. Um nicht aus dem Gleichgewicht zu geraten und den Wechsel von einer in die nächste Jahreszeit gut zu überstehen, sollten wir uns immer wieder bewusst mit den Händen und den Füßen verwurzeln und mit der Erdenergie verbinden.

Der Nachmittag ist dem Erdelement zugeordnet. Ähnlich wie die Natur und das Licht im Spätsommer sich sanft zurückziehen, sollten wir nach dem Mittagessen die Nahrung, den Trubel und die getane Arbeit vom Vormittag verdauen und zur Ruhe kommen. Ein kurzes Nickerchen, bewusstes Atmen in den Bauch oder ein entspannter Spaziergang kön-

nen insbesondere dem Erdmenschen helfen, wieder in seine Mitte zu kommen und seine Akkus aufzuladen.
Jason Elias und Katherine Ketcham beschreiben es in ihrem Buch „Traditionelle Chinesische Medizin, Selbstheilung mit den fünf Elementen“ (S. 97f.) mit folgenden Worten:

> *„Feuchtes Klima kann Gefühle der Klebrigkeit und Trägheit verstärken. Deshalb sollten Menschen des Erdtyps an schwülen Tagen die Klimaanlage einschalten oder schwimmen gehen. Trockene Hitze wirkt auf sie beruhigend, weil die Sonnenwärme Empfindungen der Feuchtigkeit und Lethargie zerstreut. An feuchtkühlen Tagen sollten sie ein Feuer im Kamin anzünden, ein heißes Bad nehmen oder etwas Warmes, Nahrhaftes essen.“*

Organzeit im Element Erde

Da der Magenmeridian seine höchste Aktivität von sieben bis neun Uhr morgens hat und die Verdauung auf Hochtouren läuft, empfiehlt es sich, innerhalb dieser Zeit in Ruhe ein warmes Frühstück einzunehmen und danach langsam an die Arbeit zu gehen. Ein Bewegungstraining direkt im Anschluss an das Frühstück wirkt sich eher schwächend auf unser System aus, da die Energie für die Verdauung und Verstoffwechselung benötigt wird. Nach ein bis zwei Stunden steht uns ausreichend Energie zur Verfügung für ein moderates Herz-Kreislauftraining, um den Stoffwechsel anzuregen und in Gang zu kommen.
Der Milz und der Bauchspeicheldrüse stehen die meiste Energie in der Zeit von neun bis elf Uhr morgens zur Verfügung. Das Kurzzeitgedächtnis und die kognitive Lernfähigkeit sind hier besonders aktiv. Rhythmische, koordinative und choreografische Bewegungsabläufe zu Musik oder im Fluss der eigenen Atmung können in diesem Zeitraum besonders gut aufgenommen werden und sich schneller einprägen.
Ab neunzehn Uhr beginnt die Ruhezeit für Magen und Milz. Schwere Mahlzeiten oder ein intensives Körpertraining können nicht mehr

gut „verstoffwechselt“ werden und den gesamten Organismus belasten. Bauchmassagen, Bauchatmung, Zentrierungsübungen und leichte Bewegungen um die Körpermitte herum unterstützen einen ruhigen und ausbalancierten Energiefluss im Funktionskreis von Magen und Milz-Pankreas und fördern einen erholsamen Schlaf.

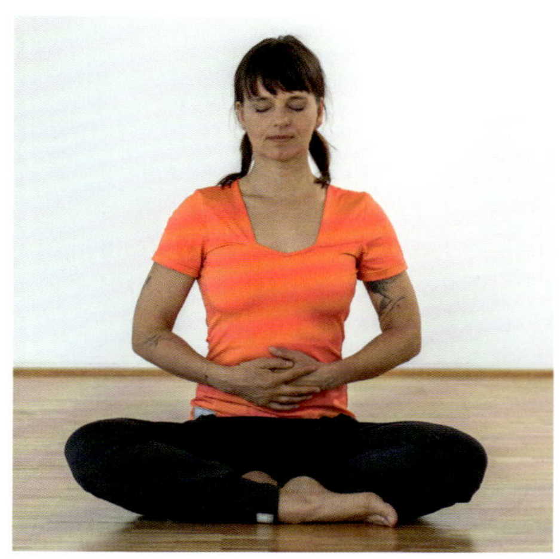

Sinnesorgan – Sinnesfunktion im Element Erde

Magen und Milz öffnen sich über den Mund und die Lippen und werden demnach dem Geschmackssinn zugeordnet.

Feuchte, entspannte und gut durchblutete Lippen zeugen von einer starken Milzkraft. Sind die Lippen oft trocken und spröde und möchten immer angefeuchtet oder eingecremt werden, kann dies auf eine Milz-Pankreasschwäche hinweisen.

Von der Theorie in die PRAXIS:

- Finde einen angenehmen Sitz deiner Wahl. Schließe für einen Moment deine Augen und lenke deinen Atem in den Bauch hinein. Spüre, wie sich mit jedem sanften Einatemzug die Bauchdecke anhebt und mit jedem Ausatmen Spannung aus dem Körper herausfließt und der Bauch entspannen kann.
- Mit den Mittelfingern klopfst du nun sanft auf den Akupunkturpunkt Magen eins unter den Augen, im Grübchen, circa zweieinhalb Zentimeter unterhalb der Pupillen. Lass die Augen dabei weiterhin geschlossen. Klopfe fünf bis sieben mal auf diesen Punkt, um dann kurz nachzuspüren. Wiederhole dieses Tapping drei bis

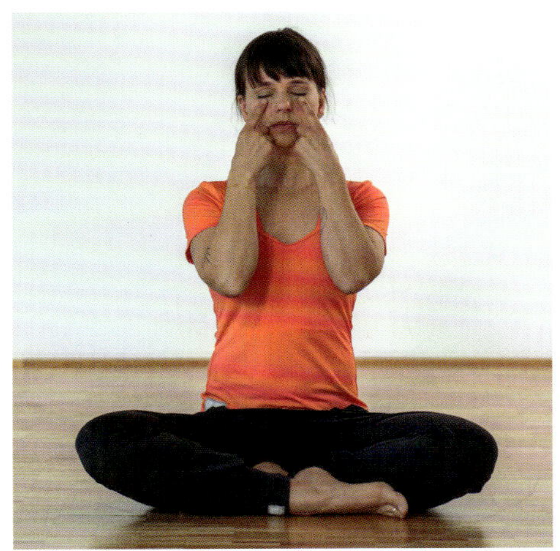

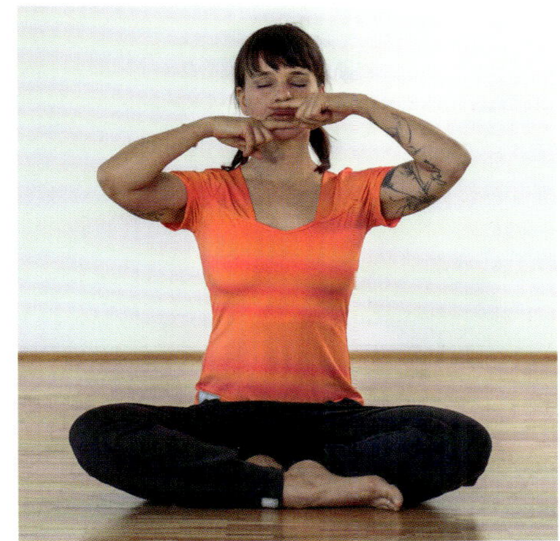

fünf mal. Dieser Akupunkturpunkt aktiviert den Energiefluss im Magenmeridian, kann den Appetit in vielfältiger Weise anregen und „macht Lust auf das Leben“.

- Öffne nun deine Augen und lege deinen rechten Zeigefinger über deine Oberlippe und den linken Zeigefinger unter deine Unterlippe. Reibe nun neun bis achtzehn mal entgegengesetzt von außen nach innen und wechsle dann die Finger. Diese Übung aktiviert den Energiefluss im Magenmeridian und übt gleichzeitig eine entspannende Wirkung auf den Magen aus.

Emotion – Tugend im Element Erde

Die dem Element Erde zugeordneten Emotionen und Tugenden finden ihre Entsprechungen auch in der Psychosomatik. Etwas liegt schwer im Magen oder die Sorge, die auf den Magen schlägt, symbolisieren das feine Zusammenspiel von Psyche, Emotionen und unserem Bauch.

Die Wurzelemotionen äußern sich durch Grübeleien, sich ständig Sorgen und einen Kopf um alles machen, Schwermut, Aufopferung und Anspannung.

In einem ausgeglichenen Zustand drücken sich die Tugenden im Erdelement in Fürsorge, Mitgefühl, Diplomatie, Geben und Loyalität aus.

Von der Theorie in die PRAXIS:
Um die Erdenergie in ein Gleichgewicht zu bringen und ein Übermaß an schwächenden Emotionen auszugleichen, bieten sich grundsätzlich wohltuende Massagen und körperliche Zuwendungen sowie Berührungen an.

- Um für dich selbst zu sorgen und dir gut zu tun, lege dich auf den Rücken, reibe deine Hände warm und lege sie auf deinen Bauch. Die Energie und Wärme deiner Hände verteilt sich in deinem Bauchraum, schafft Vertrauen und lässt dich in deiner Mitte ankommen.
- Atme tief, natürlich und anstrengungslos in deinen Bauch ein und aus, bis du spürst, wie sich deine Körpermitte und auch dein Geist mehr und mehr entspannen und zur Ruhe kommen.
- Lege deine Hände aufeinander auf deine Brustbeinspitze und fahre mit sanftem Druck vom Brustbein bis zum Schambein hinunter. Wiederhole diese vertikale Massage neun Mal und spüre dann kurz nach.
- Nun lege deine Hände auf deinen Bauchnabel – es spielt hierbei keine Rolle, welche Hand unten und welche Hand obenauf liegt. Beginne jetzt mit sanftem Druck um deinen Bauchnabel zu kreisen, so als ob du dir nach dem Essen liebevoll über den Bauch streichst. Lass die Kreise spiralförmig größer werden, bis du den ganzen Bauch großflächig massierst. Nach achtzehn mal wechselst du die Kreisrichtung. Lass die Kreise kleiner werden, bis du nach neun mal wieder auf deinem Bauchnabel angekommen bist.
- BEACHTE: Um die kleinen Energiekreisläufe bei Mann und Frau auszugleichen und zu unterstützen, kreist du als Frau achtzehn mal im Uhrzeigersinn und neun mal gegen den Uhrzeigersinn. Als Mann kreist du achtzehn mal gegen den Uhrzeiger- und neun Mal im Uhrzeigersinn!
- Bleibe noch einen Moment liegen und spüre in die Verbindung zu deiner inneren und äußeren Mitte. Wie fühlst du dich jetzt?

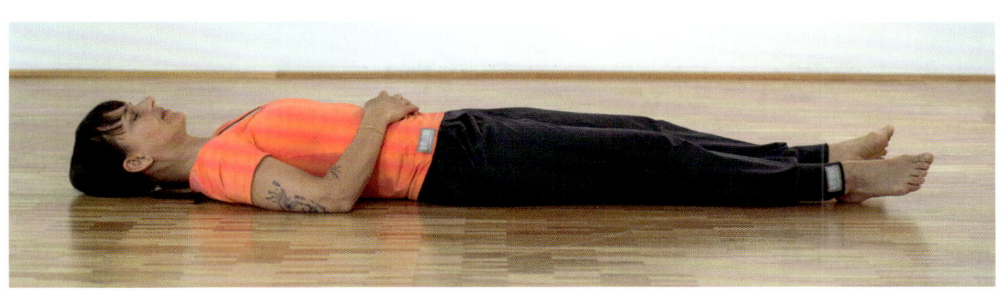

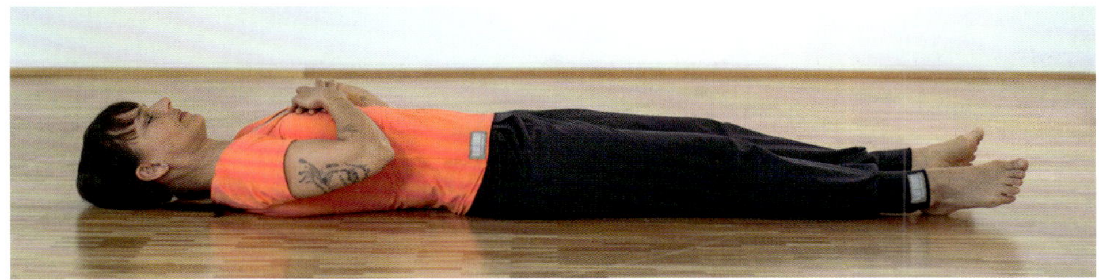

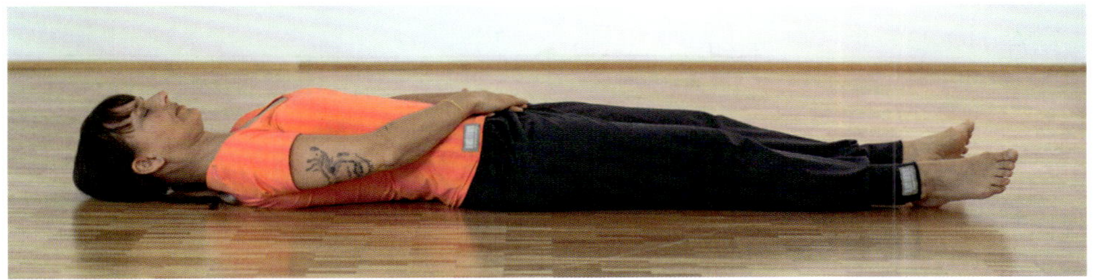

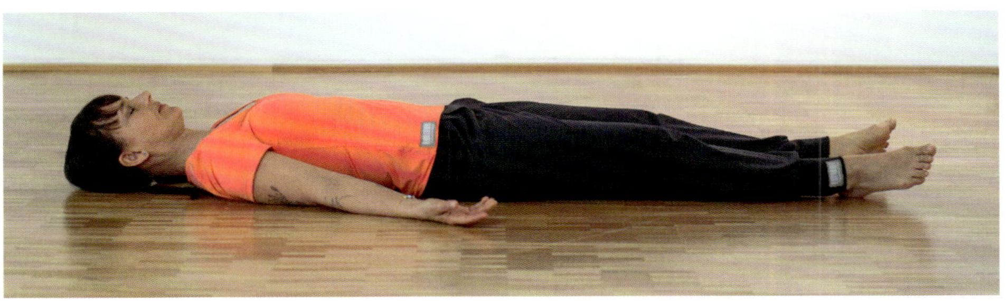

Ton – Heilender Laut im Element Erde

Der Heilende Milzlaut „HUU" kann zu jeder Tages- und Jahreszeit getönt werden, um die Milz und den gesamten Oberbauch zu entspannen. Durch ein hauchendes und leises Tönen wird das MilzQi gestärkt. Bei einem nervösen Magen und Sodbrennen sollten beim Üben die Augen geöffnet bleiben und der Milzlaut stimmhaft und lauter getönt werden.

Von der Theorie in die PRAXIS:

- In einer aufrecht sitzenden Position schließt du deine Augen und lenkst deinen Atem in den Bauch hinein. Du kannst dabei spüren, wie dich jeder Einatem innerlich weit und jeder Ausatem deine Körpermitte weicher werden lässt.
- Lege deine linke Hand auf den linken Oberbauch und lenke deine ganze Aufmerksamkeit auf deine Milz. Zaubere dabei ein Lächeln auf dein Gesicht und genieße die zarte Berührung deiner Hand auf deinen Rippen.
- Stelle dir eine satte goldgelbe Farbe vor, die mit jedem Einatemzug in deine Milz hineinströmt, sie wärmt und entspannt. Ausatmend tönst du den Heilenden Laut der Milz „HUUU". Spüre ein bis zwei Atemzüge nach und wiederhole diese Übung fünf bis neun mal.
- Erlebst du nun mehr Heiterkeit und Optimismus oder fühlst dich entspannter und befreiter?

Heilfarbe im Element Erde

Die Farbe im Element Erde wird oft als ein sattes Goldgelb beschrieben. Es darf aber auch das zarte Gelb eines Zitronenfalters bis hin zu rötlichen, braun-gelben Erdfarben sein. Das reine Gelb besitzt die größte Strahlkraft mit der stärksten Signalwirkung. Da sie unsere geistig-kognitive Fähigkeit anregt, steht die Farbe Gelb auch für einen scharfen Verstand und ausgeprägten Intellekt. Ein orange-gelblicher Ton wirkt optisch eher warm und kann sich regenerierend auf unser ganzes System auswirken.
Im asiatischen Raum werden allgemein die Schönheit, das Göttliche und Heilige mit Gelb assoziiert – es steht für Wissen und Wahrheit.

Von der Theorie in die PRAXIS:

- Komm in eine Rückenlage, so dass du dich ganz genüsslich auf deiner Unterlage ausbreiten und dich an den Boden anschmiegen kannst.
- Lenke deine Aufmerksamkeit auf deinen Atem, wie dieser entspannt und ganz von selbst in den Bauch ein- und ausströmt.
- Mit jedem Einatemzug kannst du spüren, wie sich dein Körper innerlich wohlig ausdehnt.
  Mit jedem Ausatemzug erlaube dir noch mehr Last und Schwere an den Boden abzugeben – im Vertrauen darauf, aufgefangen, getragen und genährt zu werden von der Kraft der Erde.
- Visualisiere eine goldgelbe Sonne in deinem Bauch. Wenn es dir hilft, kannst du eine oder beide Hände auf den Bauch legen, um dich noch verbundener zu spüren.
- Einatmend stellst du dir jetzt vor, wie dieser Sonnenball größer wird und sich in deiner Körpermitte ausdehnt. Nimm wahr, wie sich ausatmend diese Wärme und Energie aus dem Zentrum in deinem ganzen Körper verteilt – ähnlich wie sich die Strahlen der Sonne auf der Erde ausbreiten und jedes Lebewesen, jede Pflanze, das Meer und die Berge mit ihrer licht- und energievollen Kraft zum Leben erweckt.
- Bleibe bei dieser Visualisierungs- und Zentrierungsübung, bis du dich gestärkt, verwurzelt und entspannst fühlst.
- Richte dich dann in eine sitzende Position auf und spüre noch einen Moment mit geschlossenen Augen nach.

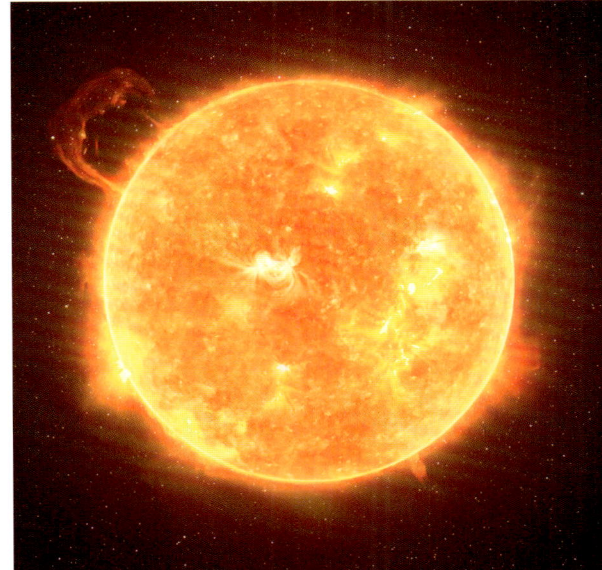

8. DAS ELEMENT METALL
VERSTEHEN & VERKÖRPERN

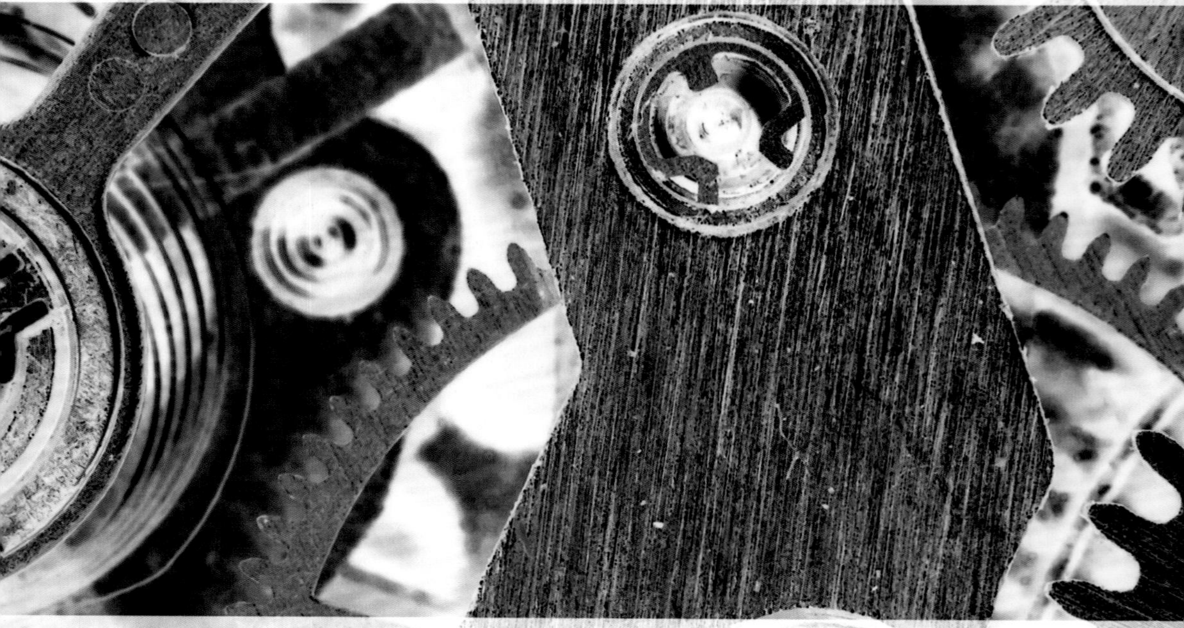

#LOSLASSEN #KONTEMPLATION
#RAUM FÜR NEUES SCHAFFEN #STRUKTUR #WANDEL

„Die Dinge loszulassen bedeutet nicht, sie loszuwerden.
Es bedeutet, sie sein zu lassen.“ (Jack Kornfield)

Es wird kälter, die Tage kürzer, die Nächte dafür länger. Das Licht nimmt ab und der Gemütszustand verändert sich. Die sommerliche Leichtigkeit weicht einer gewissen herbstlichen Schwere. Mit der Jahreszeit Herbst und der sich zurückziehenden äußeren Energie, steigt das Bedürfnis, bei sich anzukommen, einen Schritt langsamer zu gehen und nochmal „klar Schiff zu machen". Es ist Zeit, festgefahrene Strukturen oder welke Beziehungen zu hinterfragen oder gar aufzulösen.

So, wie die Bäume ihre abgestorbenen Blätter abschütteln, die sie sonst schwächen und viel Kraft kosten würden, um den Winter gesund zu überstehen, sollten wir es der äußeren Natur gleich tun und uns von energieraubenden Dingen befreien.
Der weiß-silbrige Morgentau, der sich im Herbst über die Wiesen und Seen ausbreitet, legt sich wie ein feiner Schleier über alles Gewesene und Erlebte. Das Leben kann sich darunter neu sortieren und innerlich ordnen.
Das chinesische Schriftzeichen des Elements Metall steht sinnbildlich für einen Berg, der sich in der Tiefe der Erde ausbreitet und sich dort in Erzen und Metallen konzentriert. Das Metall ist ein Symbol für die alchemistischen Prozesse, bei denen Erze zu hochwertigen Metallen verfeinert und veredelt werden. Im übertragenen Sinne geht es darum, zu erkennen, was wirklich essenziell und von Bedeutung in unserem Leben ist – überflüssigen Ballast abzuwerfen, sich zu sortieren, zu positionieren und darüber eine neue Klarheit zu gewinnen. Dafür ist es notwendig, das innere Fundament zu stärken, mit sich ins Reine zu kommen und aus der eigenen inneren Wahrheit heraus zu leben und zu handeln.
Atemübungen und Bauchmassagen können uns auf körperlicher Ebene dabei unterstützen, loszulassen und uns von Ballast und verkrusteten Strukturen zu befreien. Das Leben kann wieder durch uns hindurch fließen, Neues kann entstehen, wir fühlen uns mutig und lebendig.
Gerade in dieser Jahreszeit sollten wir scharfe, anregende und wärmende Gewürze und Nahrungsmittel zu uns nehmen, um der inneren und äußeren Kälte standzuhalten.

Die Fünf Elemente Ernährung empfiehlt den Verzehr von Mandeln, Birnen und Hafer, um die Lungen feucht zu halten und das LungenQi zu stärken. Der scharfe Geschmack von Ingwertee, Kohlrabi, Zwiebeln, Kren oder Rettich wirkt angenehm tonisierend auf den Funktionskreis der Lungen.

> **Bewegung und Training**
> in der Verkörperung des Elements Metall verwendet eine klare Sprache und strukturierte Bewegungsabläufe. In der Kohärenz von Atmung und Bewegung, von Bewegung und Musik erlebst du Struktur, Ordnung und Klarheit als grundlegende Eigenschaften des Metalls. Koordinations- und Dehnungsübungen fordern deinen Geist und halten deine Muskeln, Sehnen und Gelenke geschmeidig. Atemübungen reinigen, beruhigen und stärken dein System.

Der Persönlichkeitstyp METALL

Ein Mensch, dessen Persönlichkeit durch das Element Metall geprägt ist, steht oftmals synonym für eine:n Richter:in, Lehrer:in oder Mentor:in. Dieser Persönlichkeitstyp bringt es stets auf den Punkt. Große Plädoyers, Gefühlsduselei, ein „Drumherum Reden" oder Ausschweifen im Gespräch liegen ihm nicht und lassen ihn misstrauisch werden. Die Fähigkeit des Metalltyps liegt darin, geradlinig zu denken, zu evaluieren und Prozesse zu optimieren. Es wohnt ihm inne, richtig und falsch voneinander unterscheiden zu können sowie die besten Gewohnheiten in einem Menschen zu erkennen und fördern zu wollen. Als Lehrer:in spornt dieser Persönlichkeitstyp seine Schüler:innen zu hohen Leistungen an und ist eine Inspiration für Disziplin und beruflichen Erfolg.

Seinen Faible für Kunst, Philosophie und intellektuellen Diskurs lebt er gerne mit Gleichgesinnten und in einem ihm vertrauten, geordneten Umfeld aus. Stets gut gekleidet, sauber, gut riechend und die Haare adrett, zollt er der Schönheit und dem Leben Respekt.

DAS MOTTO DES METALLELEMENTS:

„SCHAFFE KLARHEIT, SEI DISZIPLINIERT, LEBE EHRLICH UND WAHRHAFTIG!“

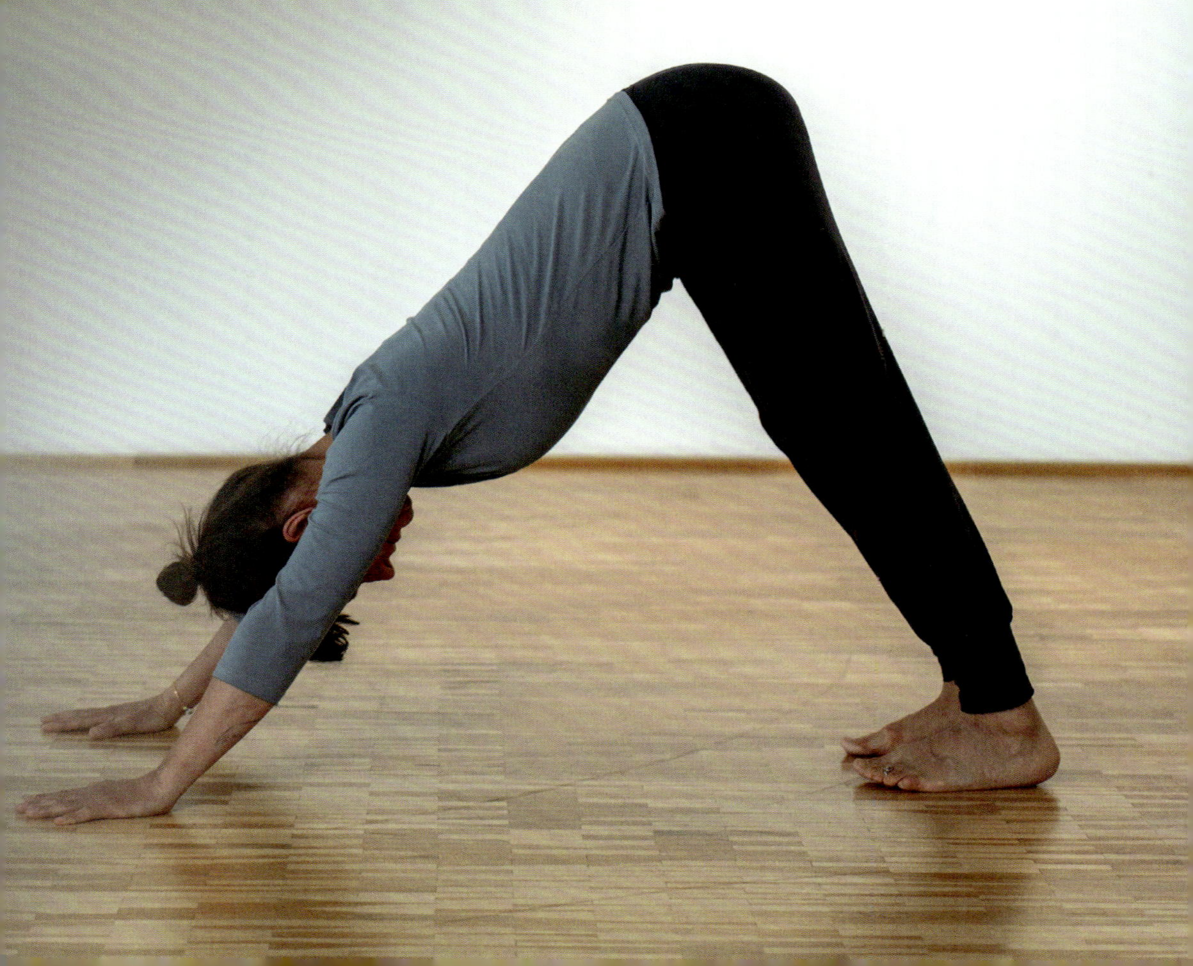

Gerät das Metallelement außer Kontrolle und ist in einem Übermaß vorhanden, verhärtet das Metall, es kühlt ab. Dogmatismus, Kompromisslosigkeit, Sturheit und Starrsinn zeugen von einer zu starken Metallenergie. Das Selbstwertgefühl des Metallmenschen leidet, die Selbstachtung nimmt ab, weshalb er in diesem Zustand gerne äußere Besitztümer anhäuft, neidisch und missgünstig auf Erfolg, Reichtum oder Schönheit Anderer ist. Bei einem Mangelzustand an Metallenergie verliert dieser Persönlichkeitstyp schnell seine äußere Ordnung und seinen inneren Rhythmus. In diesem Zustand benötigt er viel Zuspruch und Lob von außen, um sich wieder selbst zu achten und zurück in seine Balance zu finden.
Spaziergänge im Wald, Akupunktur, Meditation und innere Beschaulichkeit sowie die Bestärkung seiner Selbst durch den Zuspruch eines ausgewählten und ihm gleichgesinnten Freundeskreises können die Metallenergie stärken und wieder ins Lot bringen.
Berühmtheiten, durch die sich das Element Metall ausdrückt sind, beispielsweise Abraham Lincoln, Mutter Teresa, Mahatma Ghandi oder Captain America aus der Comic-Marvelreihe „Avengers“.

> **Das Motto des Metallelements:**
> „Schaffe Klarheit, sei diszipliniert, lebe ehrlich und wahrhaftig!“

Der Bewegungstyp METALL

Besonnen und standfest wie ein Kranich.

Körperprofil:

- Als ectomorpher Typ mit einem schlanken Körper, dünner Knochenstruktur und wenig Fettmasse, kennzeichnet den Metalltyp unter anderem ein schneller Stoffwechsel aus.

Bewegungsprofil:

- Übt Disziplin und bevorzugt Bewegungsabläufe, die Perfektion und Präzision erfordern, wie zum Beispiel Geräteturnen oder Leichtathletik.
- Wählt der Metalltyp eine Mannschaftssportart, dann behält er

gerne den Überblick und zeigt sich verantwortlich für die strategische Ausrichtung und die Ordnung innerhalb der Mannschaft.
- Einzelsportarten liegen dem Metalltyp dennoch grundsätzlich mehr als Mannschaftssport. Beim Laufen, Biken oder Skilanglauf kann er sich auf sich selbst konzentrieren und seine Leistungen abrufen.

Innerer Motivator:
- Eigenmotivation und Selbstdisziplin sind die inneren Antreiber des Metalltyps.
- Steckt sich gerne eigene Trainingsziele und misst sich am liebsten an und mit sich selbst – braucht Action genauso wenig wie Vergleichswettkämpfe.

Destabilisator:
- Zu hohe Trainingsziele und das Festhalten am vorgegebenen Trainingspensum, ohne Rücksicht auf die Grenzen seiner Belastbarkeit und auf das physische Befinden, können überfordernd wirken und ein körperliches und geistiges Burnout auslösen.

Ausgleich bei Übermaß an Metallenergie:
- Neigt zu Trockenheit und Versteifung von Sehnen, Muskeln und Gelenken. Dehn- und Mobilisationsübungen können ein Übermaß lindern.

Ausgleich bei Mangel an Metallenergie:
- Um die Kraft der Metallenergie zurück zu gewinnen, bieten sich Bergwanderungen, Klettern an Felsen oder auch das Bergsteigen an.

Allgemeine Trainingsempfehlung für eine gesunde Metallenergie:
- Mindestens einmal pro Tag sollte der Metalltyp durch Bewegung ins Schwitzen kommen, seine Gelenke und Muskeln dehnen und mobilisieren.
- Bürstenmassagen regen die Hautdurchblutung und Blutzirkulation an und erreichen über die Reflexzonen die inneren Organe.
- Regelmäßige Atemübungen sind wichtig für das Metall – sie stärken und befeuchten die Lungen.

- Tai Ji Quan, Hatha Yoga und Pilates erfordern Konzentration, Bewegungskontrolle, Atmung und Achtsamkeit und erfüllen den Anspruch des Metalltyps an ein effizientes und ausgefeiltes Bewegungstraining.
- Anspruchsvolle Meditationstechniken, wie zum Beispiel aus dem Zen Buddhismus, erfordern Disziplin und die Bereitschaft innerlich loszulassen.

Das METALL in der Verkörperung von Bewegung, Atmung und Entspannung

Die Basis für ein effizientes und gesundheitsförderndes Training im Sinne der Fünf Elementelehre ist die Aktivierung und Revitalisierung der Meridiane. Die ausgewählten Übungen wirken sich nachhaltig stärkend und harmonisierend auf die Metallenergie aus.

Meridian- und Organaktivierung für das Element Metall

Die Metallenergie spiegelt sich in den Organen und Meridianen Lunge und Dickdarm wider. Sie verkörpern Themen des Aufnehmens und Loslassens, stehen für die Interaktion von innen und außen und haben einen großen Einfluss auf unser Immunsystem. Neben Sauerstoff gelangen auch uns entgegengebrachte Emotionen und Worte durch die Lungen in unseren Körper. Ein gut funktionierender und gesunder Dickdarm entscheidet darüber, was vom Körper gespeichert und weiterverarbeitet werden soll.

Yin-Organ/Meridian (Zang/Speicherorgan): Lungen

Als lebenswichtiges Organ ist die Lunge gut von den Rippen geschützt. Zusammen mit dem Herzen und den großen Blutgefäßen liegt sie in der Brusthöhle und besteht aus einem linken und einem rechten Lungenflügel. Sie bietet eine große Oberfläche, um den Gasaustausch zwischen Blut und Sauerstoff zu gewährleisten. Sie führt dem Körper Sauerstoff zu und leitet Kohlendioxid aus dem Körper wieder aus. In der chinesischen Lehre stärkt die Lunge unseren Überlebenswillen und nährt unsere Instinkte. Sie ist das Zuhause von „Po“, unserer ursprünglichen, animalischen Seele und regiert von dort aus unseren inneren Kosmos. Die Lunge versorgt die Nieren mit Qi. Sie kontrolliert unsere Haut, tonisiert und befeuchtet sie.

> **Gut zu WISSEN:**
> Der Lungenmeridian beginnt unter dem Schlüsselbein (Akupunkturpunkt 1), verläuft an der Arminnenseite und endet an der Spitze innen am Daumen (Akupunkturpunkt 11).

Yang-Organ/Meridian (Fu/ Hohlorgan): Dickdarm

Neben wichtigen Funktionen wie Verwertung, Transport und Speicherung von Stuhl oder dem Entziehen von Salz und Wasser aus dem flüssigen Nahrungsbrei von Magen und Dünndarm, fungiert der Dickdarm als vielfältiges Ökosystem. In ihm sitzen Billionen von Darmbakterien. Rund achtzig Prozent der körpereigenen Abwehrzellen sind hier angesiedelt und sorgen für eine intakte Immunabwehr.

Im übertragenen Sinne ist der Dickdarm verantwortlich für eine ganzheitliche Verdauung auf körperlich, geistig-seelischer und emotionaler Ebene. Er wandelt Nahrung in Qi um und eliminiert alles Schädliche und Überflüssige.

> **Gut zu WISSEN:**
> Der Dickdarmmeridian beginnt am Zeigefinger (Akupunkturpunkt 1) und verläuft an der Armaußenseite über die Schulter zur Wange und endet am Nasenflügel gegenüber in der Vertiefung (Akupunkturpunkt 20).

Um das Metallelement und damit die Meridiane und Organe im Funktionskreis von Lunge und Dickdarm zu stärken und den Energiefluss anzuregen, ist es sinnvoll, den Verlauf der Hauptleitbahnen sowie das Thema und die Symbolik in Form von Bewegungsqualität, Bewegungsintensität und Bewegungsrichtung des Elements zu berücksichtigen.

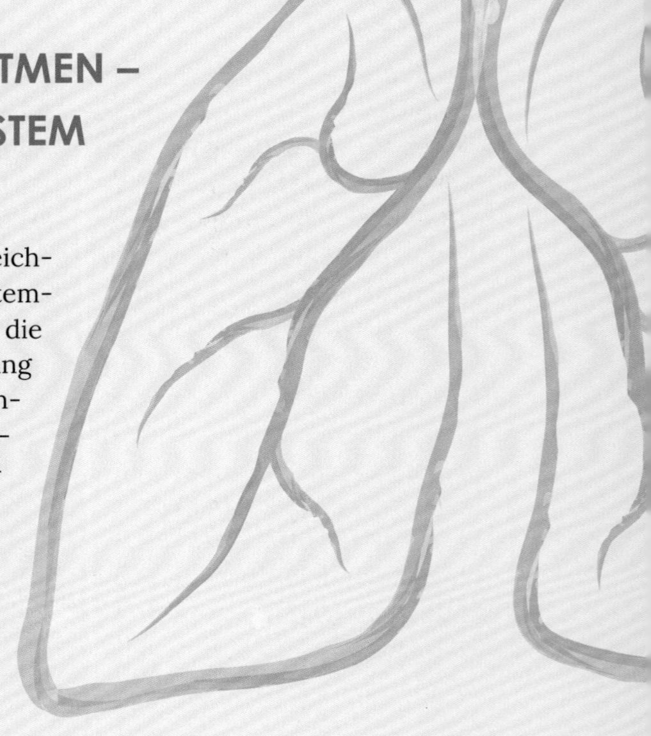

DAS KOHÄRENTE ATMEN – ORDNUNG INS SYSTEM BRINGEN!

Das Kohärente Atmen ist eine leichte, aber sehr wirkungsvolle Atemtechnik in der es darum geht, die Rhythmen von Herzschlag, Atmung und Blutkreislauf gleichschwingend, ähnlich einer Wellenbewegung, zu verbinden. Diese Synchronisation wirkt regulierend auf das vegetative Nervensystem und harmonisiert das feine Zusammenspiel von Sympathikus und Parasympathikus. Der Einatem aktiviert den Sympathikus, welcher für die dynamische, anregende und nach außen gerichtete Handlungsfähigkeit („hau drauf" oder „hau ab" Reaktion) verantwortlich ist. Beim Ausatmen reagiert der Parasympathikus, der einen erholsamen und beruhigenden Einfluss auf uns ausübt. Er ist verantwortlich für den Stoffwechsel und alle regenerativen Prozesse im Körper.

Der amerikanische Autor, Ingenieur und Biowissenschaftler Stephen Elliott hat 2004 das Kohärente Atmen entdeckt und durch das Biofeedback Verfahren in seiner Wirkungsweise erforscht. Das Kohärente Atmen ist für jede:n geeignet.

Beim Kohärenten Atmen liegt die Atemfrequenz zwischen drei und sechs Atemzügen pro Minute – normalerweise sind es zwölf bis vierzehn mal. Wellengleich strömt der Atem hierbei ohne Pause ein und aus. Ein-

und Ausatem sind gleich lang – es wird jeweils vier, fünf oder sechs Sekunden ein- und wieder ausgeatmet. Wichtig ist, dass die gewählte Atemfrequenz innerhalb einer Übungssession gleich bleibt. Die Atemtiefe entspricht ungefähr fünzig Prozent des maximalen Atemvolumens. Der Atem strömt aktiv, aber mühelos ein und vollständig und entspannt wieder aus dem Körper heraus. Der ganze Atemvorgang sollte stress- und druckfrei sein und ohne zu viel Muskelanspannung passieren.

Es empfiehlt sich, das Kohärente Atmen täglich mindestens fünf bis zehn Minuten auf dem Rücken liegend oder in einem angenehmen aufrechten Sitz durchzuführen.

Erfahrungen zeigen, dass der Kohärente Atem auf körperlicher Ebene die Lungenfunktion durch einen vollständigen Sauerstoffaustausch verbessert, und dass das Zwerchfell in einem entspannteren Zustand arbeitet.

金
Dieses Trainingsvideo
lädt dich ein,
das Metallelement
körperlich zu erfahren
und in seine
hinein zu

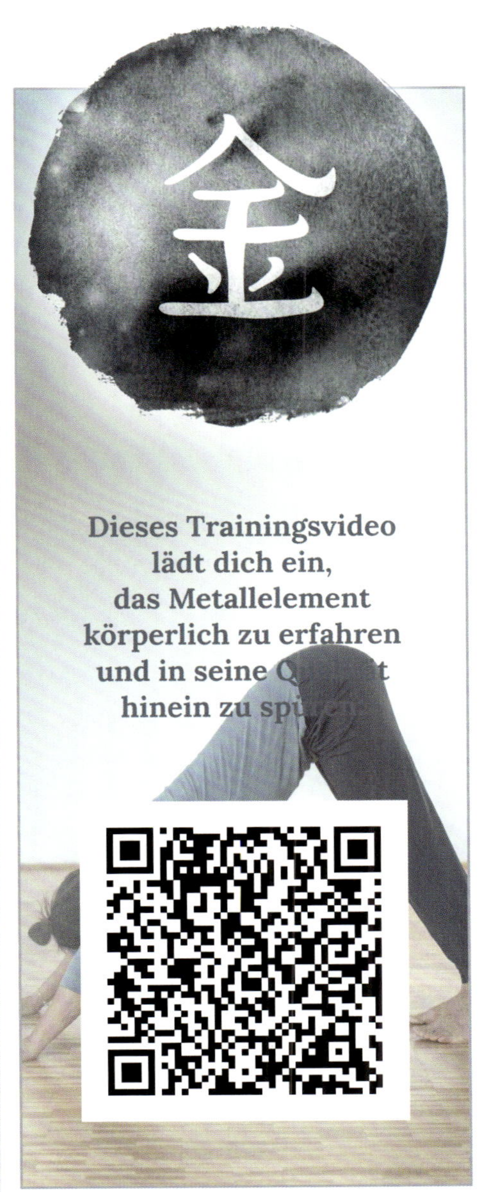

Von der Theorie in die PRAXIS:

- dehnen der Arminnen- und Armaußenseiten (Daumen und Zeigefinger integrieren)
- horizontal-öffnende und diagonal nach unten gerichtete Armbewegungen; auch sanft schwingende Armbewegungen vor und seitlich des Körpers
- lockern, ausstreichen, abklopfen, massieren der Arminnen- und Armaußenseiten
- herzöffnende Positionen und raumschaffende Bewegungen für den Atem
- bewusste Verbindung von Atmung und Bewegung; den Atem führen lassen
- ein ausgewogenes Verhältnis von stehenden, sitzenden und liegenden Übungen
- leichtes und maßvolles Durchbewegen, sanftes Mobilisieren, dabei den inneren und äußeren Raum genießen
- Nase reiben und Übungen für den Geruchssinn
- Koordinationsübungen und Überkreuzbewegungen (rechts-links, Füße-Hände, Arme-Beine)
- Synchronisationsübungen für das Gehirn
- Kontemplations- und Konzentrationsübungen; Achtsamkeitsübungen, um eigene Bedürfnisse und Befindlichkeiten zu erkennen
- empfehlenswert sind vorchoreografierte, sich wiederholende und klar strukturierte Bewegungsabläufe
- Atemräume befreien und aktivieren: Brustkorb abklopfen, die Flanken reiben, den Bauch massieren
- Pranayama, Atempflege, Schulung und Stärkung des Atems

Tageszeit – Jahreszeit im Element Metall

Im Herbst zieht sich die Natur langsam zurück, am späten Nachmittag und frühen Abend nimmt das Licht ab, das Leben wird diffuser. Es entsteht das Bedürfnis nach Hause und zur Ruhe zu kommen, Energie zu sammeln. Es ist die Zeit, sich zu besinnen, bei sich anzukommen und zuhause Ordnung zu schaffen.

Die Atemübungen des Yoga, insbesondere die Wechselatmung „Nadi Shodana“, oder das Praktizieren einer fest gelegten und sanften Bewegungsabfolge wie beispielswiese Tai Ji oder Qi Gong schulen die Konzentration, klären und sortieren Geist und Körper und halten diese flexibel und geschmeidig.

Das I Ging „Der gelbe Kaiser", das Grundlagenwerk der Traditionellen Chinesischen Medizin (Quelle: Jason Elias, Katherine Ketcham „Traditionelle Chinesische Medizin, Selbstheilung mit den fünf Elementen", S.118.), formuliert es wie folgt:

> *„In den drei Monaten des Herbstes kommen alle Dinge in der Natur zu voller Reife. Das Korn wird geerntet, die Energie des Himmels kühlt ab, so wie auch das Wetter… Ihr solltet euch mit dem Sonnenuntergang zurückziehen und in der Morgendämmerung aufstehen. So wie das Wetter im Herbst unwirtlicher wird, verändert sich auch das emotionale Klima. Deswegen ist es wichtig, Ruhe und Frieden zu bewahren und nicht in Depressionen zu verfallen, denn nur so kann der Übergang zum Winter reibungslos verlaufen. Es ist die Zeit, Geist und Energie zu sammeln, sich auf weniges zu konzentrieren und die Begierden im Zaum zu halten. Ihr müsst die Lungenenergie in Fülle, rein und ruhig halten, das heißt, Atemübungen durchführen, um das Lungen-Qi zu stärken. Außerdem solltet ihr euch beim Rauchen einschränken und Kummer, der Emotion der Lunge, aus dem Wege gehen. So verhindert ihr Nieren- und Verdauungsprobleme im Winter."*

Organzeit im Element Metall

Ihre höchste Aktivität hat die Lunge von drei bis fünf Uhr morgens – abgeschwächt ist ihr Energiezufluss zwischen fünfzehn und siebzehn Uhr. In den frühen Morgenstunden schaltet das vegetative Nervensystem langsam von Ruhe auf Dynamik um. Der Einfluss des Sympathikus nimmt zu, der Blutdruck steigt. Bei einer durch Stress, Trauer oder

Angst geschwächten Lungenenergie, kann es passieren, dass wir zu dieser Zeit aufwachen und nicht mehr einschlafen können.
In der Zeit von fünf bis sieben Uhr ist die Energie des Dickdarms am stärksten. Der energetische und körperliche Verdauungsprozess läuft auf Hochtouren. Von siebzehn bis neunzehn Uhr ist der Energiezufluss gemindert.
Menschen mit einer starken und gesunden Metallkonstitution stehen gerne in den frühen Morgenstunden auf und nutzen die Zeit, um sich auf den Tag vorzubereiten. Zumeist schaffen sie erst einmal Ordnung, schreiben gerne To Do-Listen und planen ihren Tag.
Da die Metallenergie in den frühen Morgenstunden am stärksten ist und wir in dieser Zeit für spirituelle Energien am empfänglichsten sind, können bewegte Meditationen, Tai Ji oder Qi Gong und auch sanft-bewegte Yoga- oder TriloChi® Einheiten eine äußere Ordnung und eine tiefe innere Verbundenheit erzeugen.

Gut zu WISSEN:
Insbesondere achtsam ausgeführte und vom Atem getragene Tai Ji- und Qi Gong Übungen halten das venöse und arterielle Gefäßsystem geschmeidig und durchlässig. Der Wechsel von öffnenden und schließenden Bewegungen wirken in Verbindung mit einem bewussten Ein- und Ausatem wie eine Art Pumpe. Das muskulär-fasziale System wird gedehnt und die subtileren Strukturen des Gefäßsystems elastisch gehalten. Die positiven Effekte auf der körperlichen Ebene wirken sich ebenfalls auf das feinstoffliche System und den Funktionskreis des Metall- und des Feuerelements aus.

Sinnesorgan – Sinnesfunktion im Element Metall

Die Nase als Sinnesorgan, und damit der Geruchssinn, ist sehr eng mit unserer Gefühlswelt verbunden. Circa zwanzig Millionen Riechzellen, die noch nicht ausgeforscht sind, befinden sich in der sogenannten Riechschleimhaut. Diese ist mit besonderen Rezeptoren ausgestattet, welche Geruchsstoffe feststellen und voneinander unterscheiden können. Circa hundert Informationen beziehungsweise Gerüche nimmt die Nase pro Sekunde auf. Die Gerüche werden in elektrische Signale umgewandelt und zur Informationsverarbeitung an das limbische System weitergeleitet, welches für die Entstehung von Emotionen verantwortlich ist.

Wer ein olfaktorischer, das heißt, geruchsbezogener, Wahrnehmungstyp ist und „einen guten Riecher hat“, ist sehr gut in der Lage, Situationen korrekt zu bewerten sowie Menschen und ihr Verhalten richtig einzuschätzen.

Von der Theorie in die PRAXIS:

Bevor du mit Atemübungen beginnst, empfiehlt es sich, die Nase mit leichtem Druck mit den Außenkanten deiner Zeigefinger neun bis sechsundreißig mal an den Nasenseiten sanft rauf und runter zu reiben – bis hoch zu deinen Augenbrauen und nach unten bis zu deinen Mundwinkeln. Deine Gesichtszüge sind dabei entspannt, Kiefer und Zunge gelöst.

Spüre nach, ob und inwieweit deine Nase freier geworden ist, du besser riechen kannst und dein Atem feiner ein- und ausströmt.

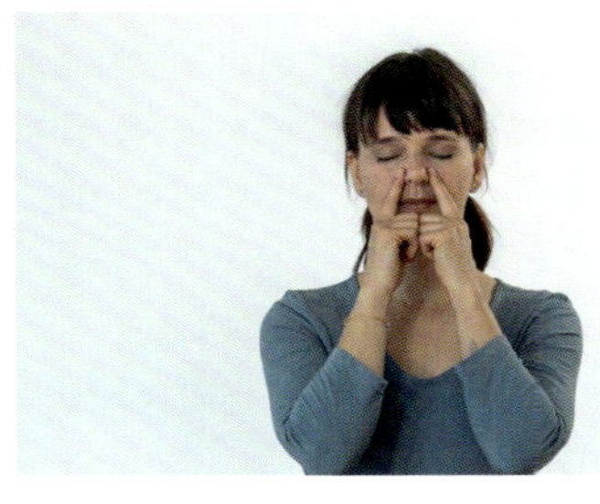

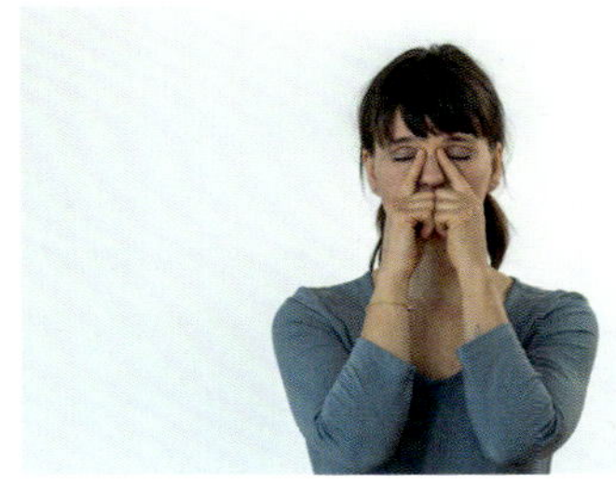

Emotion – Tugend im Element Metall

Wenn dem Metalltypen „die Luft zum Atmen“ genommen wird, indem das Leben ihn und sein strukturiertes Dasein aus der Bahn wirft, kann er sehr schnell in Kummer, Trauer, Depression oder Melancholie versinken.

Um wieder gelassen, voller Mut, Tatkraft und Aufrichtigkeit zu sein, ist es wichtig für diesen Persönlichkeitstypen, ein natürliches Bewusstsein für den dynamischen Wandel des Lebens zu entwickeln. Das Leben als veränderlich und selbstordnend zu akzeptieren, lindern seine Schwermut und seine Trauer. Es stärkt seinen Blick für das Wesentliche und seine Fähigkeit, Richtig und Falsch voneinander zu unterscheiden.

Atemübungen können dabei helfen, die Lungen zu kräftigen, das seelisch-geistige Befinden auszugleichen und neue Energie zu tanken.

Frederick Matthias Alexander war der Ansicht, dass die Aufmerksamkeit auf dem Ausatem liegen sollte, um wieder zu einer natürlichen und gesunden Atemschwingung zurück zu kehren. Die von ihm entwickelte Alexandertechnik unterstützt den natürlichen Atemrhythmus, indem man sich auf den Ausatem konzentriert.

Von der Theorie in die PRAXIS:

- In einer behaglichen, aufrecht sitzenden oder stehenden Position, konzentrierst du dich auf die Ausatemphase und tönst den Laut „Ahhhhhhh“, bis du vollständig ausgeatmet hast.
- Beobachte nun, wie der Atem von ganz alleine wieder einströmt, ohne dies aktiv zu tun. Lass den Einatem einfach geschehen, einfach einfließen.
- Wiederhole diese Atemübung bis du ein Gefühl von Ausgeglichenheit und innerer Harmonie spürst.

Ton – Heilender Laut im Element Metall

Stell dir vor, du fährst mit deinem Fahrrad über eine Glasscherbe und lauschst dem Geräusch der entweichenden Luft. Genau so klingt der Heilende Lungenlaut. Du tönst ein langes „SSS“, bis du vollständig durch den Mund ausgeatmet hast.

Von der Theorie in die PRAXIS:

- Finde in einen angenehmen Sitz deiner Wahl und lege deine Hände mit den Handherzen nach oben geöffnet auf deine Beine oder in deinen Schoß – schließe sanft deine äußeren Augen.
- Lausche deinem Atem, wie er durch die Nase ein- und ausströmt, bis tief in deine Lungenenden und Lungenspitzen hinein.

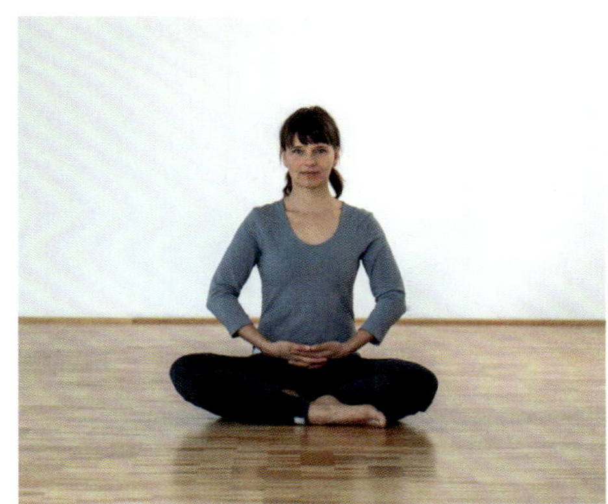

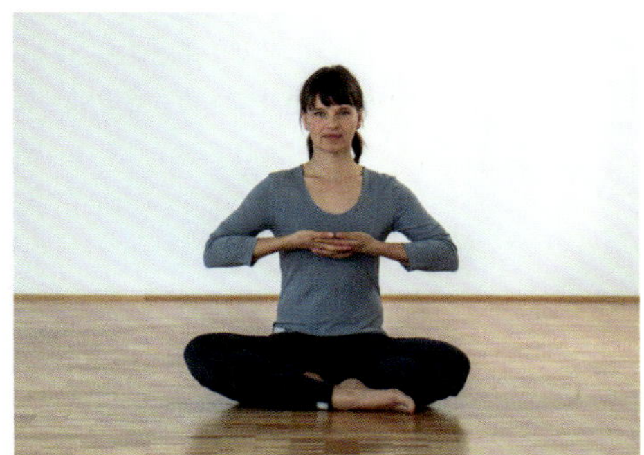

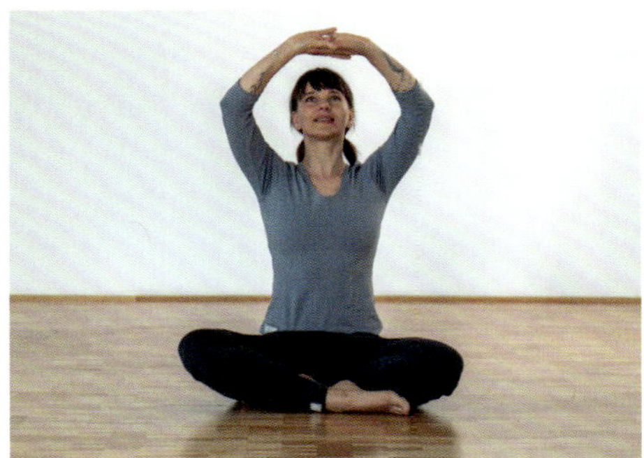

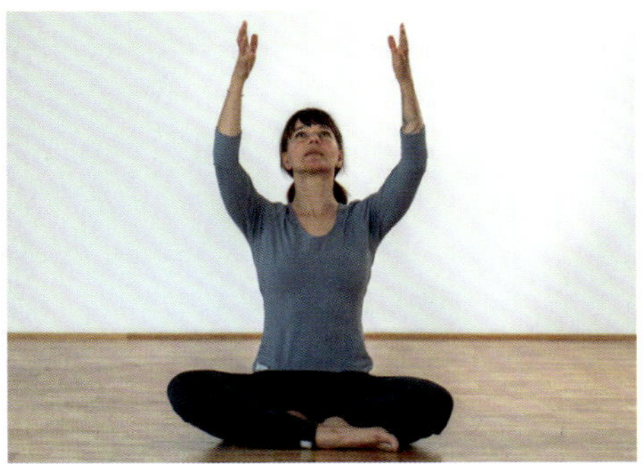

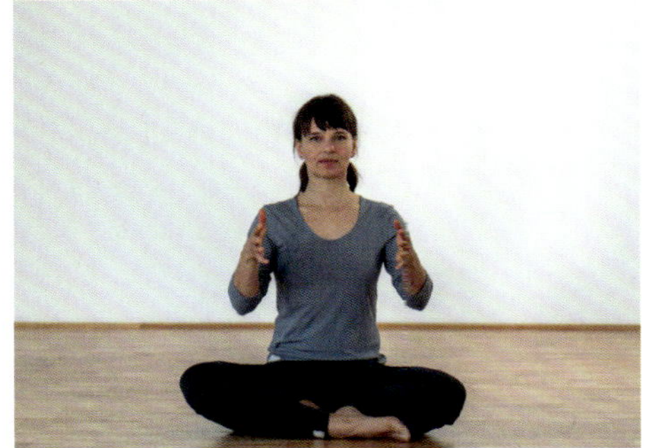

- Atme durch die Nase ein und hebe dabei deine Hände vor dem Körper bis auf Herzhöhe an. Ganz bewusst sammelst du alles Belastende, Negative und Schwermachende damit ein.
- Atme nun mit dem Lungenlaut „SSSSSS“ aus und hebe dabei deine Arme über den Kopf an, drehe die Handherzen zum Himmel auf. Dein Kopf und dein Blick schauen leicht nach oben und hinten. Atme alles Traurige, Schwere, dir Kummer bereitende mit dem Lungenlaut aus.
- Drehe einatmend die Handherzen zueinander, gleite mit beiden Händen gefühlt an einer Metallsäule entlang deiner Körpervorderseite nach unten und stell dir vor, wie mit deinem nächsten Atemzug durch diese Säule reines weißes Licht in deinen Körper und in deine Lungen einströmt.
- Spüre nach. Fühlst du dich freier, unbelasteter, leichter? Fühlst du dich mutiger, energievoller?
- Wiederhole diesen Ablauf fünf bis sieben mal.

Heilfarbe im Element Metall

Das Element Metall entspricht dem Ordnungsprinzip und steht für Klarheit und Struktur. Ebenso wird der Farbe Weiß zugesprochen, dass sie für Gedankenklarheit, Entschlossenheit, Selbstbewusstsein und Reinheit steht.

Die Heilfarbe des Metallelements findet sich häufig in Arztpraxen und sterilen Büroräumen wieder. Hier wirkt sie kühl, distanziert, aber auch professionell, rein und klar.

Im westlichen Kulturkreis werden der Farbe Weiß sehr gerne die Unschuld und die Vollkommenheit zugeschrieben.

Im Funktionskreis der Lungen übt die Heilfarbe Weiß einen reinigenden und stärkenden Effekt auf das körperliche System aus.

Von der Theorie in die PRAXIS:

- Im Sitzen oder Liegen färbst du deinen Atem mit der Farbe Weiß und lässt dabei ein Lächeln bis tief in deine Lungen hinein strahlen.
- Und nun stell dir vor, wie sich deine Lungenflügel bei jedem Einatmen mit diesem klaren und reinen

Weiß füllen. Beim Ausatmen verteilt sich das strahlende Weiß bis in jede Zelle deiner Lunge und füllt jedes einzelne Lungenbläschen mit der Kraft und der Energie dieser Farbe.

- Stell dir vor und nimm wahr, wie Kummer und Deprimiertheit vertrieben werden, du mutig bist und neugierig wirst auf das, was dir das Leben als nächstes bietet.

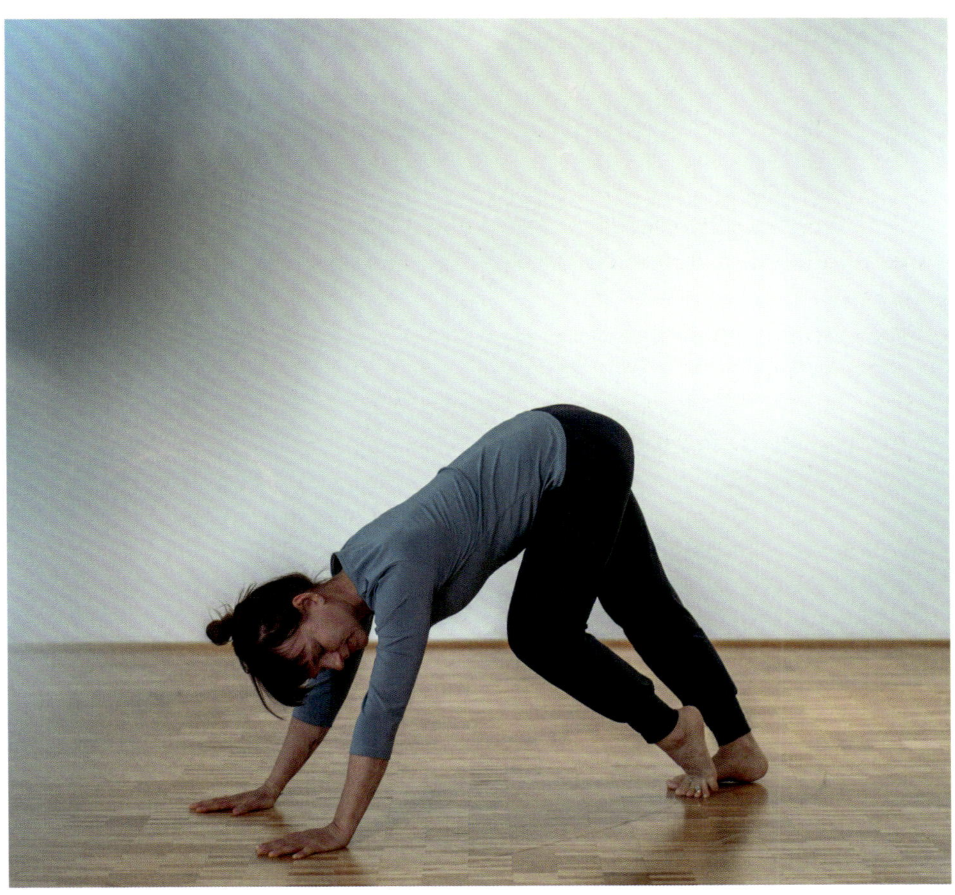

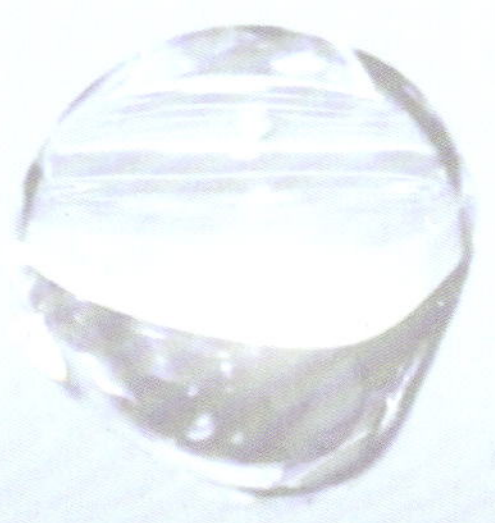

9. DAS ELEMENT WASSER

VERSTEHEN & VERKÖRPERN

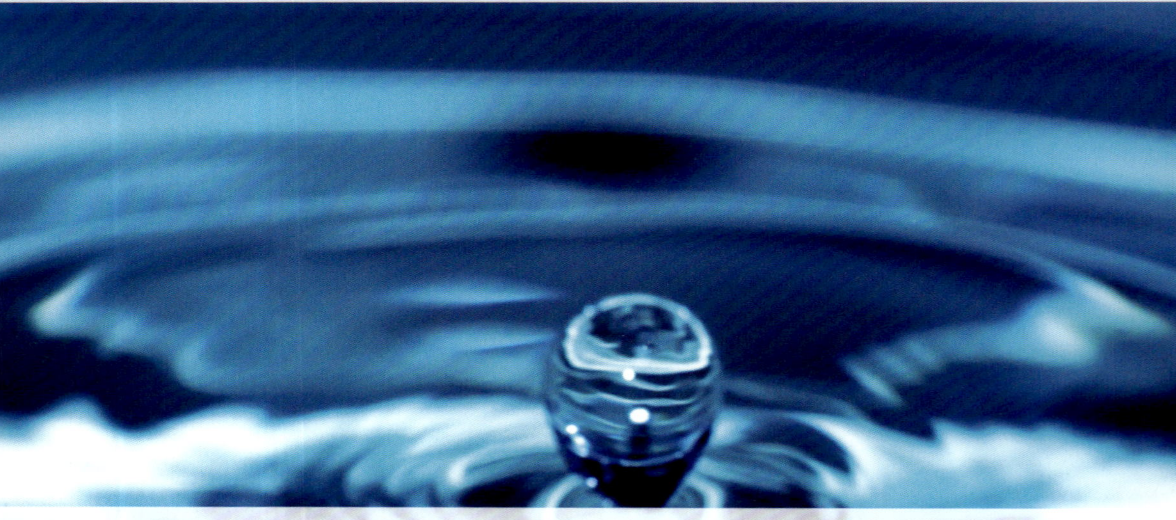

#SPIRITUALITÄT #TOLERANZ #RUHE #VERTRAUEN #ERNEUERUNG

„Empty your mind, be formless, shapeless – like water.
Now you put water in a cup, it becomes the cup; You put water into a bottle it becomes the bottle; You put it in a teapot it becomes the teapot.
Now water can flow or it can crash.
Be water, my friend.“ (Bruce Lee)

Das Ur-Yin prägt die Fünfte Wandlungsphase und drückt sich in der verdichteten Qualität der weiblichen Urkräfte aus. Rückzug, Versenkung, Meditation, Innenschau, Tiefschlaf, Regeneration und Erneuerung sind Themen, die dieses Element begleiten. Das Element Wasser, welches dem Winter zugeordnet wird, symbolisiert unsere Ursubstanz und das Eintauchen in eine andere Dimension unseres Seins. Es gilt als der Ursprung allen Lebens.

Im Element Wasser spiegeln sich die Grundthemen des Menschen, seine elementarsten Emotionen und Bedürfnisse wider, wie zum Beispiel der Überlebensinstinkt, die Sexualität, die Angst und das Urvertrauen.
Scheinbar widersprüchliche Qualitäten verbergen sich hier. Das Wasser kann ruhig vor sich hin plätschern, es kann wild und ungezähmt hohe Wellen schlagen, es kann tief und stürmisch sein oder auch niedrig und ruhig. Kaltes Wasser vermischt sich mit warmen Strömungen, es scheint klar, wirkt manchmal auch trüb. Es sind diese vermeintlichen Gegensätze, die in der Traditionellen Chinesischen Medizin das Wasserelement zum Ursprung aller Yin- und Yang Kräfte erklären.

Das gleichmäßige Fließen zwischen diesen beiden Polaritäten lässt uns gesund bleiben und in unserer Wesenskraft ankommen.
Das Wasser hat die Fähigkeit, sich anzupassen, sich zu formen und mitzufließen, ohne seine eigene Qualität zu verlieren oder dabei zu versiegen.
Um unsere Grundsubstanz zu bewahren sollten wir uns mit warmen Eintöpfen, lange gekochten Suppen, Soßen, Kohl- und Wurzelgemüse sowie heißen Getränken verwöhnen. Rohkost, frisches Obst und Milchprodukte kühlen den Körper in dieser Jahreszeit aus und benötigen viel Verdauungsenergie. Das Würzen mit Anis, Zimt, Kardamom oder Nelke hat einen wärmenden und stärkenden Effekt auf unseren Körper und unser Energiesystem.

Bewegung und Training in der Verkörperung des Elements Wasser findet Ausdruck in nach innen gerichteten Bewegungen, in Meditation und Achtsamkeitsübungen. Das gedämpfte Durchbewegen und sanfte Mobilisieren des Körpers helfen dir, dich innerlich zu öffnen und dir selbst zu begegnen. Oftmals begleitet von Mudras (Finger- und Handgesten) und Mantras (heilige Silben aus dem Sanskrit, der Sprache des Yoga) genießt du Bewegung ohne Ablenkung von außen und erfährst Ruhe und Geborgenheit im Inneren.

Der Persönlichkeitstyp WASSER

Ist unsere Wasserenergie im Gleichgewicht, und ist unsere Persönlichkeit geprägt durch das Wasserelement, sind wir tiefgründige Wesen, stets auf der Suche nach dem Sinn des Lebens. Wir befinden uns auf den Spuren der Wahrheit und sind wachsam, wenn uns „Maya“, der Schleier der Illusion, einfangen will.

Der Wassertyp pflegt seine inneren Qualitäten und einen ausgewählten kleinen Freundeskreis. Er ist willensstark, voller Urvertrauen und besitzt einen starken Überlebenswillen. Ihn interessieren die existenziellen Fragen des Lebens, er geht der Wahrheit und den Dingen stets auf den Grund. Sein Bestreben ist es, den Menschen ihre Ängste zu nehmen, ihnen einen Sinn und ein tieferes Verständnis für das Leben zu geben. Er gilt als weise und sehr intelligent, wirkt eher ernsthaft und zeigt sich sensibel und einfühlend.

Ein Ungleichgewicht in der Wasserenergie kündigt sich oft damit an, dass dieser Persönlichkeitstyp, sich dann zu sehr in sein inneres Schneckenhaus zurückzieht und die Gesellschaft von Menschen meidet oder zumindest auf ein Minimum beschränkt. Seine Familie und seine wenigen Freunde sehen und hören ihn dann tagelang nicht. Oft wirkt er in diesem Ungleichgewicht humorlos, ist wortkarg, traut niemandem und ist in Angst gefangen. Da ihn sein tiefverankertes Urvertrauen

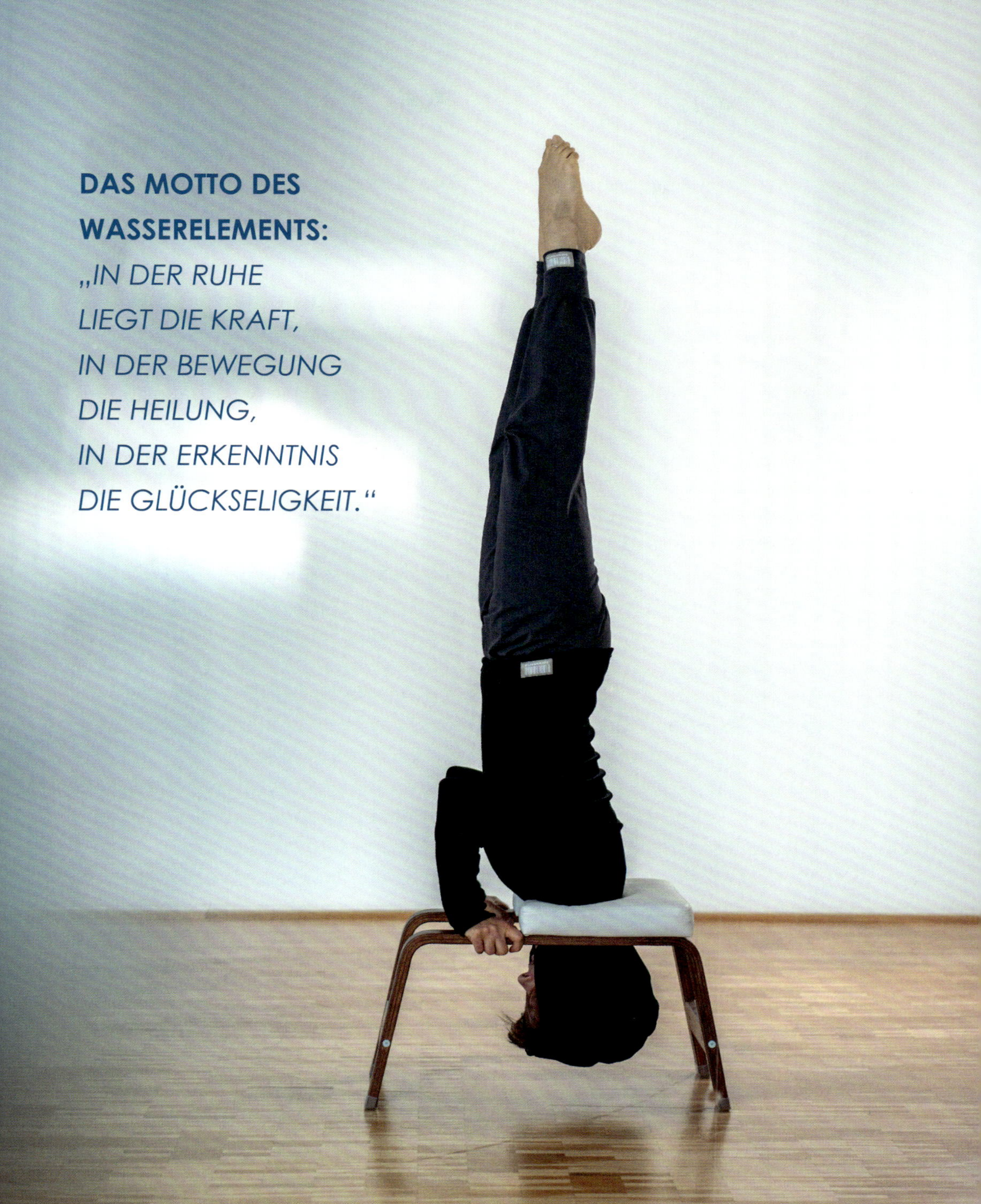
DAS MOTTO DES
WASSERELEMENTS:
„IN DER RUHE
LIEGT DIE KRAFT,
IN DER BEWEGUNG
DIE HEILUNG,
IN DER ERKENNTNIS
DIE GLÜCKSELIGKEIT.“

manchmal auch leidenschafts- und aktionslos werden lässt, braucht er einen familiären, vertrauten und stabilen Freundeskreis, der behutsam zu ihm durchdringt, ihn in die Außenwelt zurückführt und die Initiative für ihn übernimmt, um sein Wissen und seine genialen Ideen in die „Welt hinaus zu tragen“.
Berühmtheiten, durch die sich das Element Wasser ausdrückt, sind beispielsweise Anne Frank, Jeanne d'Arc, Albert Einstein, Yoda aus Star Wars oder Gandalf – der Weise aus „Der Herr der Ringe“.

> **Das Motto des Wasserelements:**
> „In der Ruhe liegt die Kraft,
> in der Bewegung die Heilung,
> in der Erkenntnis die Glückseligkeit.“

Der Bewegungstyp WASSER

Zäh und ausdauernd wie ein:e Eisbär:in.

Körperprofil:

- Als endomorpher Stoffwechseltyp zeichnet den „Wassermensch“ eine kräftige Muskulatur, tendenziell kürzere Arme und Beine sowie ein hoher Körperfettanteil aus. Er ist in der Regel groß, wirkt ruhig und erscheint häufig geistig abwesend.
- So wie sein Körper, sind auch seine Bewegungen bedächtig, wirken eher passiv und träge.

Bewegungsprofil:

- Grundsätzlich findet der Wassertyp Gefallen an Bewegung und körperlicher Betätigung, doch scheut er Mannschafts- und Wettbewerbssport und entflieht den sozialen Zwängen einer Gruppe. Er bevorzugt Einzelsportarten wie Golf oder Bogenschießen.
- Der/die Eisbär:in streift gerne alleine durch die weite Berg- und Schneewelt und findet Ruhe und ausreichend körperliche Betätigung beim Bergwandern.

- Seine hohe Affinität zum Wasser lebt dieser Bewegungstyp gerne beim Schwimmen, Rudern, Segeln, Kanu- und Kajakfahren, Schnorcheln und Tauchen aus.

Innerer Motivator:

- Intuitiv weiß der Wassertyp, dass ihm Bewegung und körperliche Betätigung gut tun. Anreize von außen braucht er keine, denn die Wichtigkeit und das Wissen um einen gesunden Körper sind seine stärkste Antriebskraft.

Destabilisator:

- Grundsätzlich ist die körperliche Aktivität verringert. Es braucht Zeit, bis der Wassertyp in Wallung und in Bewegung kommt. Er kann nicht so leicht in die Bewegung „hinein explodieren" wie beispielsweise der Holztyp.

Ausgleich bei Übermaß an Wasserenergie:

- Training in der Gruppe und ein spontanes „in Bewegung kommen" können feste, verhärtete körperliche und geistige Strukturen des Wasserelements wieder aufweichen und zum Fließen bringen.

Ausgleich bei Mangel an Wasserenergie:

- Übungen für das NierenQi können einen Mangel an Wasserenergie ausgleichen.
- Empfehlenswert sind Atemübungen zur Harmonisierung und Reaktivierung der Wasserenergie.

Allgemeine Trainingsempfehlung für eine gesunde Wasserenergie:

- Für gesunde und starke Knochen sind Krafttraining mit Gewichten sehr wichtig für den Wassertyp.
- Tonisieren und dehnen der Muskeln, Sehnen und Bänder können Steifheit und Schmerzen im Bewegungsapparat lindern und vorbeugen.
- Walking, gemäßigtes Joggen oder auch Skilanglauf als Einzelsport stärken die Muskeln und die Ausdauer und lassen den Geist zur Ruhe kommen.
- Die für den Wassertyp so wichtige spirituelle Bewusstheit wird insbesondere beim Tai Ji oder Yoga

gefördert. Über die Meditation in Bewegung findet das Wasserelement einen direkten Zugang zu seinem inneren Wesenskern, während der Körper sich im Außen bewegt.
- Gong- und Klangmeditationen oder das bewusste Hören von Klassikmusik wirken erholsam und regenerierend auf Körper, Geist und Seele.

Das WASSER in der Verkörperung von Bewegung, Atmung und Entspannung

Die Basis für ein effizientes und gesundheitsförderndes Training im Sinne der Fünf Elementelehre ist die Aktivierung und Revitalisierung der Meridiane. Die ausgewählten Übungen wirken sich nachhaltig stärkend und harmonisierend auf die Wasserenergie aus.

Meridian- und Organaktivierung für das Element Wasser

Der Winter fordert uns dazu auf, die energetische Grundsubstanz zu hüten und zu nähren und damit die Essenz, das Jing der Nieren zu pflegen. Im Zyklus der Fünf Elemente sind die Nieren und die Blase dafür verantwortlich.

Yin-Organ/Meridian (Zang/ Speicherorgan): Nieren

Die westliche Medizin definiert die Nieren in erster Linie als ein Klärwerk, welches unser Überleben sichert. Es bildet den Harn, filtert das Blut und scheidet Giftstoffe aus dem Körper aus. Circa dreihundert mal pro Tag strömt das Blut des Menschen durch seine Nieren. Das heißt, die Nieren filtern im Schnitt tausendfünfhundert Liter Blut täglich.
In der Traditionellen Chinesischen Medizin gelten die Nieren als Ursprung des Lebens und als Speicherort unserer Grundlagenenergie, unserer Ursubstanz.
Zwischen den Nieren befindet sich das Mingmen – auch als „Lebenstor“ oder „Tor des Glücks“ bekannt. Dieses Mingmen scheint ein kleiner Energiepunkt innerhalb der Faszien zwischen den Nieren zu sein. Es soll lediglich die Größe einer Sehnenspitze haben und erfüllt die wich-

tige Aufgabe, das Qi im Körper umzuwandeln. Das Mingmen besteht aus unseren Genen und beherbergt unsere vorgeburtliche Essenz Jing, welche unsere Grundkonstitution bestimmt. Im Mingmen ist das Yuan Qi, die aktive, bewegende Kraft hinter allem, verankert. Yuan Qi ist der initiale Funke, der das Qi aller zwölf Hauptmeridiane und Stoffwechselprozesse im Körper in Gang setzt. Yuan Qi ist quasi vererbte Energie, die aktiv in uns und durch uns wirkt.

> **Gut zu WISSEN:**
> Der Nierenmeridian hat seinen Ursprung unter der Fußsohle (Akupunkturpunkt 1 – auch „sprudelnde Quelle" genannt) und verläuft an der Innenseite des Knöchels über die Beininnenseite (eher hinten) weiter hoch zum Bauch bis unter die Schlüsselbeine, zwischen Klavikula und der ersten Rippe (Akupunkturpunkt 27).

Yang-Organ/Meridian (Fu/Hohlorgan): Blase

Die Harnblase erfüllt die Aufgabe, das von den Nieren produzierte Urin zwischenzuspeichern. Ihr kugelförmiger muskulärer Anteil ermöglicht es ihr, das gesammelte Abfallprodukt der Nieren auszuscheiden und sich vollständig zu entleeren.

Die Nieren, als Speicherorgan, verkörpern die Yin Qualitäten. Die Harnblase, als Hohlorgan und kooperierender Meridian, stellen den Yang Aspekt des Wasserelements dar. Nieren und Blase bilden eine untrennbare Einheit in ihrer funktionalen, wie auch ihrer energetischen Funktion.

> **Gut zu WISSEN:**
> Der Blasenmeridian beginnt an der Innenseite der Augen (Akupunkturpunkt 1) und verläuft über den Kopf, den Nacken und den Rücken herunter bis zum Gesäß und von dort weiter über die Beinrückseite bis zum kleinen Zeh (Akupunkturpunkt 67).

Um das Wasserelement und damit die Meridiane und Organe im Funktionskreis von Nieren und Blase zu stärken und den Energiefluss anzuregen, ist es sinnvoll, den Verlauf der Hauptleitbahnen sowie das Thema und die Symbolik in Form von Bewegungsqualität, Bewegungsintensität und Bewegungsrichtung des Elements zu berücksichtigen.

Von der Theorie in die PRAXIS:

- Vorwärtsbeugen und Öffnungen des Brustkorbes; fasziales Aufspannen des unteren Rückens, insbesondere im Bereich der Nieren – „das Nierentor öffnen"
- sanftes Durchbewegen und Schwingen, Mobilisieren und räkelndes Dehnen des ganzen Körpers für den freien Fluss von Qi
- ein drittel aktivierende (zum Beispiel durch Rückbeugen und sanfte Herz-Kreislauf Aktivität) und zwei drittel beruhigende Bewegungen (zum Beispiel durch Vorbeugen und embryonale Positionen)
- Bewegungen eher im Sitzen, Knien, Liegen
- wichtig ist es, sich achtsam zu bewegen – das Qi soll fließen, ohne sich dabei zu erschöpfen
- innehalten und im Außen verweilen, innerlich im Atem strömen und durchlässig bleiben
- zwischen und nach den Übungen nachspüren und entspannen
- Massage, Akupressur, kneten und reiben des Nierenpunktes 1 unter der Fußsohle – Sprudelnde Quellen
- Reiben, sanftes Abklopfen und Wärmen des Nierenbereichs
- die Ohren kneten, reiben, massieren
- in sich hinein hören, der eigenen Stimme lauschen und ihr folgen
- Klangerlebnisse schaffen, den Hörsinn ansprechen, Übungen für das Hören
- Musik im Dreivierteltakt ist empfehlenswert, da der Rhythmus und die fließenden Bewegungen das Qi in Schwingung versetzen, den Geist beruhigen, den Körper aktivieren und wärmen, ohne, dass wir uns dabei erschöpfen
- Meditation, Introspektion und Entspannungsübungen

水
Dieses Trainingsvideo
lädt dich ein,
das Wasserelement
körperlich zu erfahren
und in seine Qualität
hinein zu spüren:

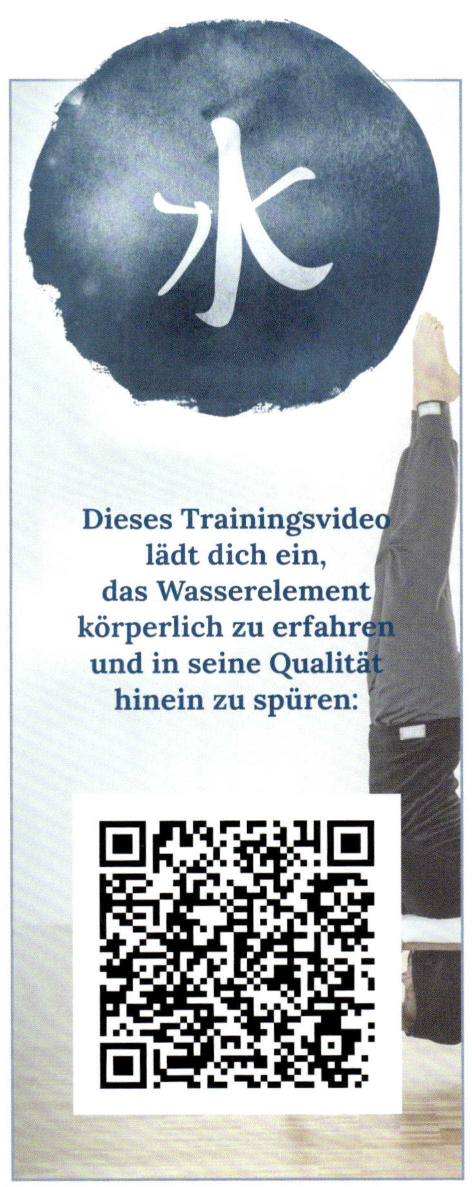

Tageszeit – Jahreszeit im Element Wasser

Der Winter und die Nacht mit ihrer kontrahierenden Energie fordern uns dazu auf, inne zu halten und still zu werden, um uns in dieser kosmologischen Ruhephase zu regenerieren und Kraft zu schöpfen.

Ein anstrengendes und kräftezehrendes Kraft- oder Ausdauertraining in dieser Jahres- oder Tageszeit raubt zu viel Energie und widerspricht dem Gedanken des Konservierens und Erneuerns. Der inneren Lebenspflege folgend, lenken Meditation, Entspannung, Körperwahrnehmungs- und Achtsamkeitsübungen den Blick nach innen und schaffen eine Verbindung zu unserem wahren Selbst. Insbesondere der Wassertyp kann hieraus neue Kraft und Klarheit gewinnen und sich dem Außen wieder vertrauensvoll öffnen.

Das I Ging „Der gelbe Kaiser“, das Grundlagenwerk der Traditionellen Chinesischen Medizin (Quelle: Jason Elias, Katherine Ketcham „Traditionelle Chinesische Medizin, Selbstheilung mit den fünf Elementen“, S. 140.), formuliert es wie folgt:

„Während der Wintermonate welken die Dinge, sie ziehen sich zurück, gehen nach Hause und treten in eine Phase der Ruhe ein, so wie Seen und Flüsse zufrieren und Schnee fällt. Zieht euch früh zurück, und steht mit der Sonne auf, also etwas später als zu anderen Zeiten des Jahres. Vor allem solltet ihr eure sexuellen Begierden zügeln, als wolltet ihr ein freudiges Geheimnis verbergen. Haltet euch warm, meidet die Kälte und lasst die Poren geschlossen. Vermeidet jedes Schwitzen. Kennzeichen des Winters ist das Speichern und Bewahren. Befolgt ihr diese Prinzipien nicht, wird die Nierenenergie in Mitleidenschaft gezogen."

Organzeit im Element Wasser

Die Harnblase hat ihre höchste Aktivität von fünfzehn bis siebzehn Uhr und die Niere von siebzehn bis neunzehn Uhr. Die Wasserenergie ist in dieser Zeit am stärksten. Wir scheiden vermehrt Flüssigkeit aus dem Körper aus. Um den Entgiftungsprozess über die Nieren zu unterstützen, ist es wichtig, viel reines Wasser zu trinken.

Von siebzehn bis neunzehn Uhr ist die körperliche Leistungsfähigkeit auf dem Höhepunkt und nimmt dann langsam wieder ab. Da sich ebenfalls die Aktivität der muskelinnervierenden Nerven reduziert, sollte auf körperliche Höchstleistungen verzichtet werden. Ständige Müdigkeit und Erschöpfung in diesem Zeitfenster können ein Zeichen dafür sein, dass die Nierenenergie geschwächt und es an der Zeit ist, den inneren Akku wieder aufzuladen. Eine zehn- bis zwanzigminütige Meditation, Entspannung, das bewusste Hören von Musik – der Wassermensch bevorzugt Klassik oder Werke großer Meister oder das Lesen spiritueller und intellektueller Texte stärken die Wasserenergie.

Zwischen drei Uhr nachts und sieben Uhr morgens ist die Wasserenergie am schwächsten. Nachtschichten, Wechselschichten oder Jetlags können einen erschöpfenden Einfluss auf das NierenQi haben. Übungen zur Stärkung der Nierenkraft, wie beispielsweise das „Nierenstärkende

Qi Gong“ sind hierbei unerlässlich. Das Energiekontingent der Nieren kann damit geschont und bis zu einem gewissen Grad auch wieder aufgefüllt werden.

Von der Theorie in die PRAXIS:

- Das NierenQi heben: Lege deine Hände auf deinen Unterbauch zwischen Bauchnabel und Schambein, auf das sogenannte „Meer der Energie“ – ein großes Energiezentrum im Unterbauch. Mit dem Einatmen hebst du das NierenQi an, indem du den Oberkörper leicht nach vorne neigst und den Rücken dabei sanft rundest. In deiner Vorstellung ziehst du die Energie der Erde über deine Fußsohlen und deine Beine nach oben.
- In der Atempause richtest du dich wieder auf und lagerst das Qi in deine Nieren ein.
- Atme durch den Mund aus und gleite zurück in einen stabilen Stand, erde dich.
- Wiederhole diese nierenstärkende Übung drei bis fünf Mal und spüre für einen Moment mit geschlossenen Augen nach.

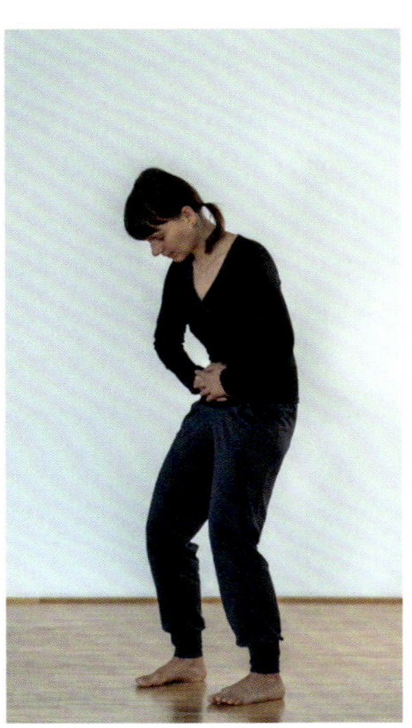

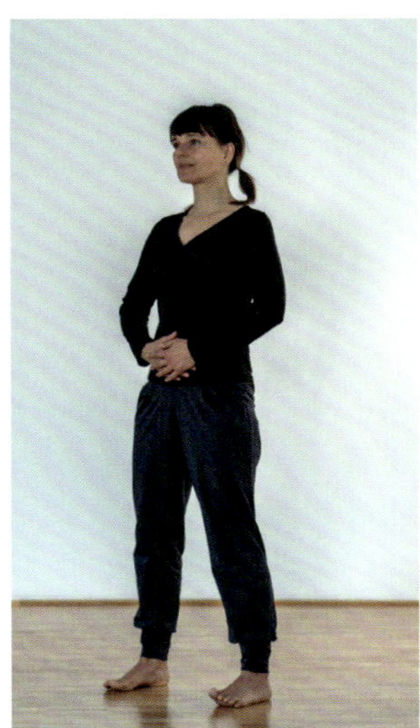

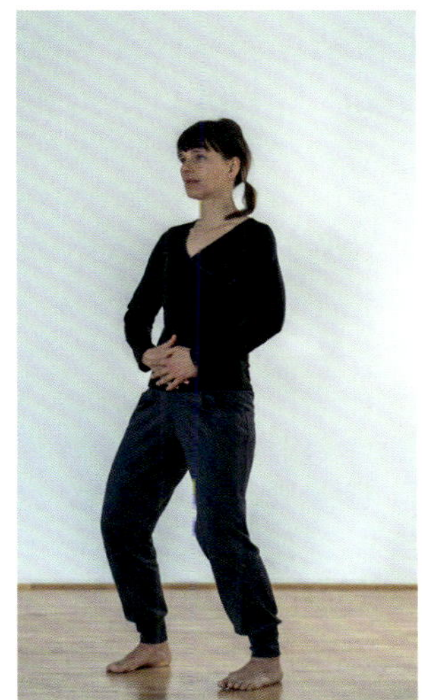

MEDITATION – ZURÜCK IN DIE MITTE!

Etymologisch stammt das Wort „Meditation“ vom lateinischen „meditari“ ab und bedeutet soviel wie „nachdenken, nachsinnen, überlegen, die Mitte finden“.

Der Wortstamm von Meditation ist gleich dem von Medizin: „medi = heilen, ganz machen, in die Mitte bringen“. Die Intention von Meditation ist meines Erachtens folglich auch sprachlich festgelegt: Es geht um Heilung und ein Zurückverbinden mit unserem inneren Ursprung.

In den alten traditionellen und religiösen Systemen war und ist Meditation ein fester Bestandteil für die spirituell-geistige Erbauung und eine gesunde, physische Entwicklung. Sowohl im Konfuzianismus, Buddhismus, Hinduismus, in der Christlichen Lehre, als auch in der Anthroposophischen Tradition nach Rudolf Steiner werden meditative Praktiken angewendet, um den Geist zu klären und die vom Verstand gelenkten, leidbringenden mentalen Muster zu erkennen, aufzulösen, das Bewusstsein zu erweitern und eine Verbindung zum Höheren Selbst zu erlangen. Der Zustand des Einheitsbewusstseins wird im Yoga als „Samadhi“ bezeichnet und lässt uns aus der grobstofflichen Matrix „weit über den Tellerrand hinaus blicken“.

Inspiriert durch die fernöstlichen Lehren verbreiten sich seit den 1970er Jahren vielfältige Meditationsformen, die die Voraussetzungen des Westens berücksichtigen und auf die Bedürfnisse des modernen westlichen Menschen abgestimmt sind, wie beispielsweise die Stille- und Ruhemeditation, Achtsamkeits- und Konzentrationsmeditation, die Klangmeditation, die Transzendentale Meditation nach Mahareshi Mahesh Yogi, die dynamische Kundalini Meditation nach Osho, der Zen-Buddhismus und die Kampfkunst, auch in Form von Tai Ji, der inneren Kampfkunst.

Sowohl in der Medizin, der Psychologie als auch in neurologischen Untersuchungen wird sich schon sehr lange mit der Meditation und deren Auswirkungen auf unser Gehirn, unsere Psyche und unsere seelisch-emotionale Verfassung beschäftigt. Evidenzbasierte Studien und Überprüfungen der körperlich-geistigen Leistungsfähigkeit erlauben den Wissenschaftler:innen objektive Ergebnisse darzustellen. Die positiven Effekte auf Körper und Geist bei einer regelmäßig durchgeführten Meditationspraxis sind mittlerweile unumstritten. Die Herzfrequenz sinkt, der Muskeltonus nimmt ab, der Blutdruck wird reguliert, die Atmung feiner, tiefer und vollständiger, Achtsamkeit und Konzentrationsfähigkeit verbessern sich und die geistige Flexibilität nimmt zu.

Sinnesorgan – Sinnesfunktion im Element Wasser

Der Funktionskreis der Nieren öffnet sich über die Ohren nach außen. Ihre anatomische Ähnlichkeit ist deutlich erkennbar. Der Hörsinn bildet sich im Mutterleib als erste Sinnesfunktion aus und ist ständig in Bereitschaft. Das Gehör wandelt bis zu hundert Reize pro Sekunde in elektrische Impulse um und sendet diese an unser Gehirn. Unsere Haut schafft ein Zehntel dieser Leistung. Hörstörungen wie Tinnitus, Höhenangst oder Schwerhörigkeit können auf ein Ungleichgewicht der Wasserenergie hindeuten und müssen nicht immer eine reale körperliche Ursache haben. Akupunktur, Kräuterbehandlung und das Stärken der Wasserenergie können ausgleichend und lindernd wirken. Je stärker die Nierenessenz ist, desto besser ist das Hörvermögen auch im hohen Alter.

Von der Theorie in die PRAXIS:

Um die Nierenkraft zu stärken und die Ohren von Druck zu befreien, können folgende Übungen hilfreich sein:

- Ohrmassage: Lege deine Hände auf deinen Bauch unterhalb des Bauchnabels. Lenke deine Aufmerksamkeit und deinen Atem dort hin. Sobald du ein Strömen, Kribbeln, Wärme oder Ähnliches wahrnimmst, legst du jeweils deinen Mittelfinger vor und deinen Zeigefinger hinter dein Ohr. Und nun reibe deine Finger kräftig sechsunddreißig mal rauf und runter. Das Reiben entspannt das fasziale Gewebe rund um deine

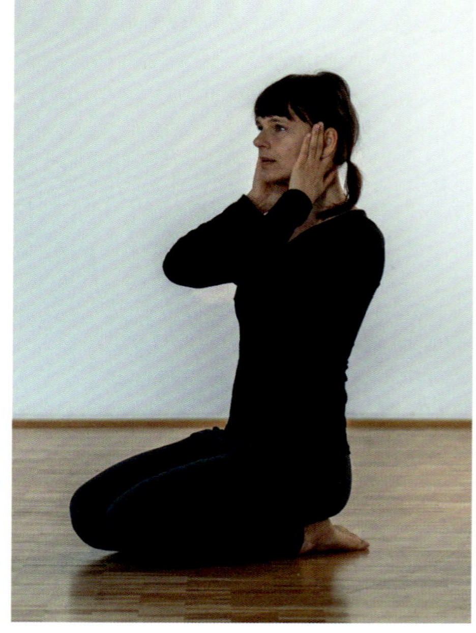

Ohren. Die wohltuende Vibration gelangt bis in das Ohrinnere, welches in Kontakt mit den Nieren steht. Spüre einen Moment nach, höre bewusst nach innen und lausche dann nach außen. Wie und was hörst du?

- Grundsätzlich sollten die Füße und Nieren warm gehalten werden.
- Eine liebevolle Massage, sanftes Ausstreichen oder Abklopfen der Nieren sind wohltuend. Ein warmes Fußbad mit Ingwer stimuliert den Nierenpunkt eins und wärmt den ganzen Körper.

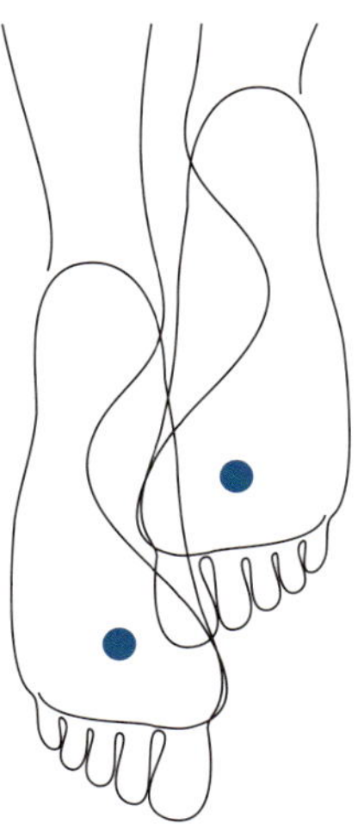

- Die Fußherzen, auch Sprudelnde Quellen genannt, (Nierenpunkte eins unterhalb der mittleren Zehengelenke zwischen Groß- und Kleinzehballen) kreisen, massieren oder sanft drücken, bis du ein belebendes und prickelndes Gefühl in deiner Fußsohle spürst.

Emotion – Tugend im Element Wasser

Emotionen und Tugenden des Wasserelements finden ihren Ausdruck ebenfalls in der Psychosomatik. Bei Existenz- oder Lebensangst steht einem das Wasser oftmals bis zum Hals, oder die Angst geht uns an die Nieren. Kurz vor einer Prüfung noch einmal schnell auf die Toilette gehen und die Blase entleeren zu müssen, ist zum Beispiel ein Zeichen einer kurzweiligen Angst.

In den Wurzelemotionen von Nieren und Blase zeigen sich Angst, Misstrauen, Panik, Schreckhaftigkeit, Trauma und Schock.

In einem ausgeglichenen Zustand drücken sich die Tugenden im Wasserelement durch Weisheit, Genialität, Güte, Moralverständnis, Gelassenheit und Feinfühligkeit aus.

Von der Theorie in die PRAXIS:

- Um ein Gefühl von Angst oder Panik zu mildern oder abzubauen, kann das Tönen des nächtlichen Eulenrufes „Wuuuuuuhhhhh" die Wasserenergie ausgleichen und sich beruhigend auf dein Gemüt auswirken.
- Setze dich in eine aufrechte Position, schließe deine Augen und lausche für einen Moment nach innen. Welche Geräusche nimmst du wahr und wie hört sich deine Angst an?

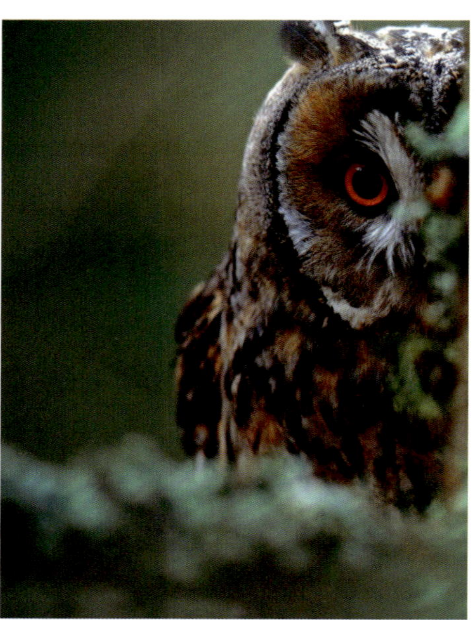

- Lege deine Hände auf deine Nieren oder lege sie entspannt auf deine Beine ab. Visualisiere ein blaues Licht oder eine blaue Farbe vor deinem inneren Auge.
- Mit deinem nächsten tiefen Einatemzug verteilst du dieses heilsame Blau in deinen Nieren und lässt dich von dieser Farbe innerlich durchfluten. Ausatmend tönst du kraftvoll und lebendig den Laut „Wuuuuuhhhh" und stellst dir dabei vor, wie alle Angst aus dir weicht und heraus fließt.
- Wiederhole diese Lauteübungen für fünf bis sieben Minuten.
- Nimm dir danach genug Zeit, um in dich hinein zu lauschen und der Übung nachzuspüren.

Ton – Heilender Laut im Element Wasser

Das Tönen des Heilenden Lauts „CHUI" (gesprochen: „Tsüüii") wirkt harmonisierend, stärkend und entgiftend auf den Funktionskreis der Nieren. Mit einer runden und kreisförmigen Bewegung unterstützt dieser Laut das Speichern und Bewahren der Nierenenergie.

Von der Theorie in die PRAXIS:

- Komm in eine bequeme und aufrechte Sitzhaltung, in der du dein Becken schaukeln beziehungsweise über deine Sitzbeinhöcker vor- und zurückrollen kannst.
- Reibe deine Hände warm und lege sie auf deine Nieren. Spüre, wie sich die Wärme deiner Hände auf deinen Körper überträgt, der untere Rücken weich wird und loslassen kann. Bleibe für ein paar

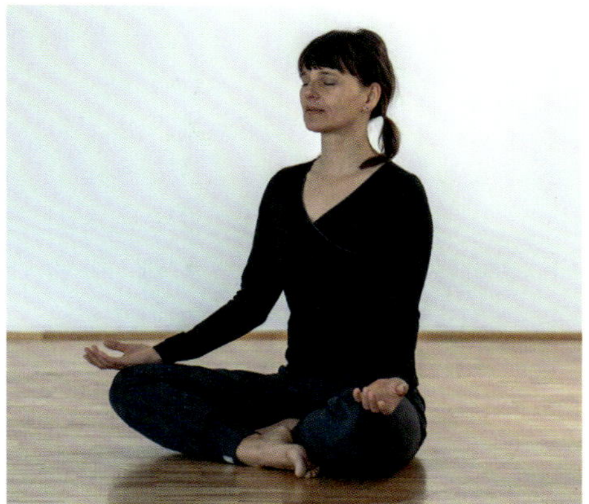

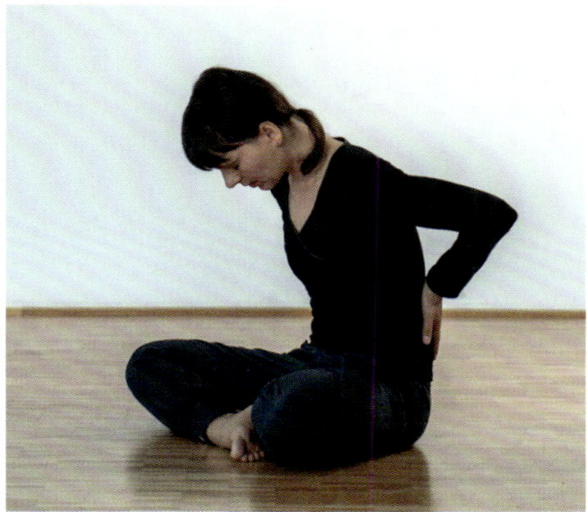

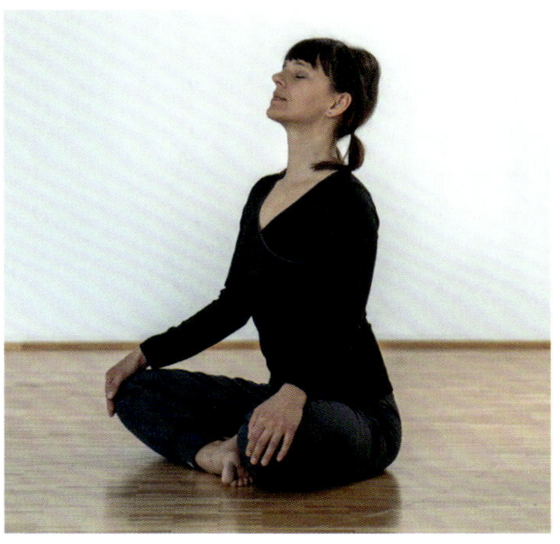

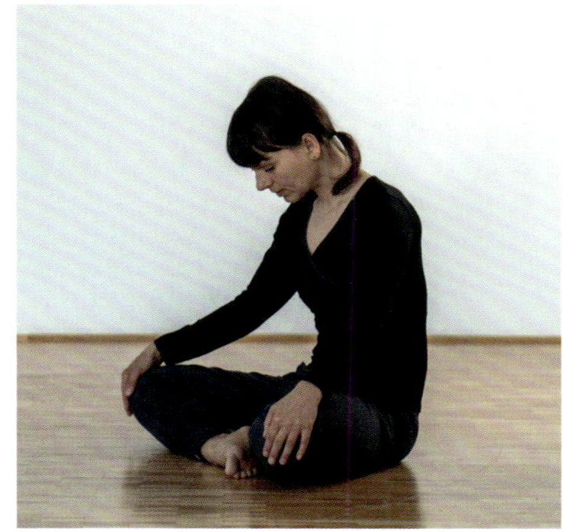

Atemzüge mit deiner ganzen Aufmerksamkeit im Bereich deiner Nieren. Löse dann deine Hände und lege deine Arme entspannt auf deine Beine ab.

- Beginne dein Becken vor- und zurückzuschaukeln, bis du das Gefühl von Durchlässigkeit und Weite im unteren Rücken wahrnimmst.
- Nun verweile hinter deinen Sitzbeinhöckern, lenke die Bauchdecke nach innen und spanne den unteren Anteil der Rückenfaszie auf. Damit aktivierst und öffnest du das Lebenstor „Mingmen“.
- Atme in dein Mingmen hinein, mit dem Ausatem durch den Mund tönst du „Tsüüii“. Bewege deine Bauchdecke mit deinem nächsten Einatem noch etwas mehr in Richtung deiner Nieren, ausatmend verweile und töne den Nierenlaut. Wiederhole diesen Ablauf ein weiteres Mal und richte dich dann in den Sitz wieder auf, um nachzuspüren.
- Es empfiehlt sich, diese Atemübung insgesamt drei Mal zu wiederholen.
- Im Anschluss verweilst du noch einen Moment in der Stille, bevor du deine Augen langsam wieder öffnest und dich bewegst.

Heilfarbe im Element Wasser

Dunkelblau bis schwarz zeigt sich die Heilfarbe des Wasserelements. In ihrer Farbtiefe wirkt sie entspannend, mystisch und gleichzeitig klärend und kühl. Sie führt uns in die Tiefen unseres Daseins und fördert die Entwicklung unseres geistigen Potenzials.

Bei einer geschwächten Wasserenergie kann ein Zuviel an Blau bis Schwarz Introvertiertheit und Reserviertheit fördern. Ebenso können sich geistiger Starrsinn, Sturheit, Festigkeit im Gewebe und auch brüchige Knochen im Funktionskreis der Nieren zeigen.

Anders als in der westlichen Tradition und Denke gilt in China die Farbe schwarz als glücksbringend und als ein Zeichen für Geld, Reichtum, beruflichen Erfolg und Wissen.

10. HOLZ, FEUER, ERDE, METALL ODER WASSER

WIEVIEL STECKT IN MIR?

Zu welchem Element fühlst du dich intuitiv hingezogen? Welche Form von Training und Bewegung spricht dich am meisten an?

Wenn du dir unsicher bist, kann dir dieser einfache Test dabei helfen, dich selbst besser einzuschätzen. Addiere dazu einfach die Punkte deiner Antworten:

Stimmt nicht	*0 Punkte*
Stimmt teilweise	*2 Punkte*
Stimmt vollkommen	*3 Punkte*

- Welches Element erfährt deine größte Zustimmung?
- Wie und in welchem Verhältnis stehen die Elemente insgesamt zueinander?
- Ist der Unterschied sehr groß oder sind Holz, Feuer, Erde, Metall und Wasser relativ gleichgewichtet?

Sticht ein Element besonders hervor, lohnt es sich, genauer hinzuschauen und reinzufühlen, wie und auf welcher Ebene sich dieses Übermaß äußert. Sinnvoll ist es dann, Übungen des kontrollierenden Elements zu integrieren (siehe Kontrollzyklus auf Seite 20).

Oder gibt es einen Anteil in dir, der nicht ausreichend gelebt oder zu wenig in das Training integriert wird und dringend mehr Aufmerksamkeit benötigt? Hier lohnt sich ein Blick auf den nährenden Zyklus (siehe Nahrungszyklus auf Seite 19). Dessen Übungen können ein Defizit ausgleichen beziehungsweise eine Leere wieder füllen.

WIEVIEL HOLZ STECKT IN MIR?

Im Frühling tue ich es der Natur gleich, ich erblühe, habe gute Laune und finde in eine neue Kraft hinein.

- O *stimmt nicht*
- O *stimmt teilweise*
- O *stimmt vollkommen*

Ich bin ein Morgenmensch, fühle mich fit, bin gesprächig und gerne aktiv zu dieser Tageszeit.

- O *stimmt nicht*
- O *stimmt teilweise*
- O *stimmt vollkommen*

Ich liebe und suche Abwechslung sowie Spontaneität in meiner Arbeit. Tägliche Routine, feste Regeln und Sachen „abarbeiten“ strengen mich an und machen mir keinen Spaß.

- O *stimmt nicht*
- O *stimmt teilweise*
- O *stimmt vollkommen*

Ich bin neugierig und ehrgeizig, stelle mich neuen Herausforderungen und teste gerne Unerprobtes aus. Dabei lasse ich mich nicht abschrecken von Zweiflern oder negativen Stimmungen.

- O *stimmt nicht*
- O *stimmt teilweise*
- O *stimmt vollkommen*

Ich bin gerne unterwegs und auf Reisen. Hierbei bevorzuge ich selbst organisierte Reisen und genieße Abenteuerurlaube.

- O *stimmt nicht*
- O *stimmt teilweise*
- O *stimmt vollkommen*

Mein Körperbau ist athletisch-muskulös und ich wirke selbstbewusst.

- O *stimmt nicht*
- O *stimmt teilweise*
- O *stimmt vollkommen*

Ich besitze ein gutes Körpergefühl sowie Koordinationsvermögen und habe einen geschmeidig-federnden Gang.
- O *stimmt nicht*
- O *stimmt teilweise*
- O *stimmt vollkommen*

Seit ich denken kann, bin ich in Bewegung und brauche mein tägliches Training. Manchmal gehe ich dabei über die Grenzen meiner Belastbarkeit hinaus und erschöpfe mich.
- O *stimmt nicht*
- O *stimmt teilweise*
- O *stimmt vollkommen*

Ich liebe es, mich auszutoben oder mich im Wettkampf mit Anderen zu messen.
- O *stimmt nicht*
- O *stimmt teilweise*
- O *stimmt vollkommen*

Neben Teamsport, Gruppenfitness und konventionellen Workouts mag ich Sportarten, wie Laufen, Biken, Schwimmen etc.
- O *stimmt nicht*
- O *stimmt teilweise*
- O *stimmt vollkommen*

GESAMT HOLZ: ________________

WIEVIEL FEUER STECKT IN MIR?

Ich liebe den Sommer. Die hohen Temperaturen machen mir nichts aus. Im Gegenteil, erst dann lebe ich so richtig auf und stecke voller Energie.

- O *stimmt nicht*
- O *stimmt teilweise*
- O *stimmt vollkommen*

Ich bin sehr kommunikativ, gehe offen auf Menschen zu und begegne ihnen respektvoll und wohlgesonnen.

- O *stimmt nicht*
- O *stimmt teilweise*
- O *stimmt vollkommen*

Mir wird oft gesagt, dass ich eine sehr freundliche, fröhliche und herzliche Ausstrahlung habe.

- O *stimmt nicht*
- O *stimmt teilweise*
- O *stimmt vollkommen*

Ich fühle mich wohl, wenn ich im Zentrum des Interesses oder „auf der Bühne“ stehe und die Aufmerksamkeit auf mich ziehe.

- O *stimmt nicht*
- O *stimmt teilweise*
- O *stimmt vollkommen*

Ich liebe das Leben und genieße das Gefühl, zu lieben und geliebt zu werden.

- O *stimmt nicht*
- O *stimmt teilweise*
- O *stimmt vollkommen*

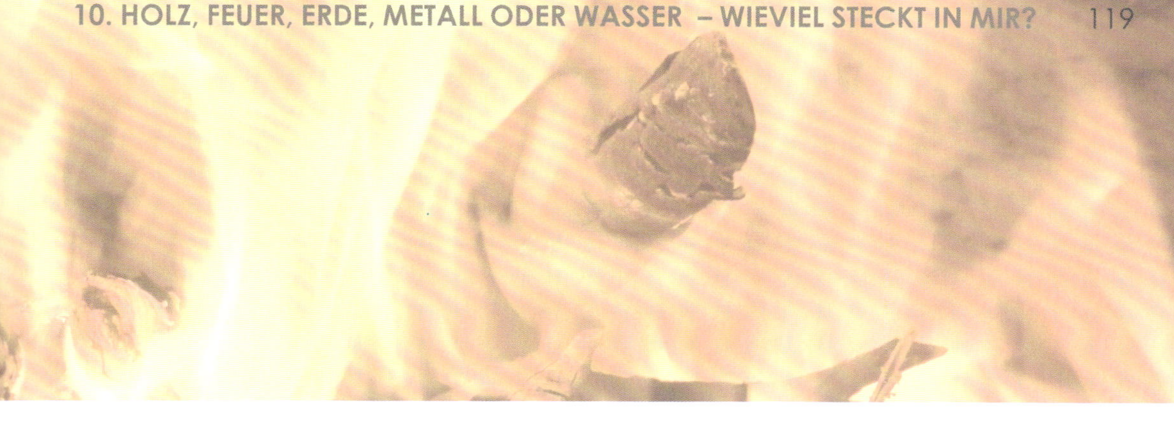

Mit meinem schlanken „Tänzerkörper“ bewege ich mich anmutig und besitze einen großen Drang zur Bewegung.

- O *stimmt nicht*
- O *stimmt teilweise*
- O *stimmt vollkommen*

Ich liebe es, mich zur Musik zu bewegen, tanze gerne und genieße den Applaus von außen.

- O *stimmt nicht*
- O *stimmt teilweise*
- O *stimmt vollkommen*

Bei sportlichen Wettbewerben steht der Teamgeist, das „Wir“ und der Spaß an erster Stelle. Als Sieger:in vom Platz zu gehen, ist mir nicht so wichtig.

- O *Stimmt nicht*
- O *stimmt teilweise*
- O *stimmt vollkommen*

Langanhaltende starke körperliche Belastungen brennen mich schnell aus. Ich schöpfe Kraft aus schnellen, kurzweiligen Bewegungsimpulsen.

- O *Stimmt nicht*
- O *stimmt teilweise*
- O *stimmt vollkommen*

Ich neige zu Übertreibung im Training und erschöpfe mich manchmal dadurch.

- O *Stimmt nicht*
- O *stimmt teilweise*
- O *stimmt vollkommen*

GESAMT FEUER: ________________

WIEVIEL ERDE STECKT IN MIR?

Die gold-gelbe Farbpracht und die angenehm warme Witterung im Spätsommer nähren mich und vermitteln mir das Gefühl von Harmonie und Zuversicht.

- O *Stimmt nicht*
- O *stimmt teilweise*
- O *stimmt vollkommen*

Ich bin gesellig und sehr gerne im Kreise meiner Familie oder Freunde unterwegs. Ich liebe und organisiere gerne Familienfeste.

- O *Stimmt nicht*
- O *stimmt teilweise*
- O *stimmt vollkommen*

Streit oder Zwistigkeiten in meinem Umfeld oder Freundeskreis schlichte ich taktvoll, voller Mitgefühl und Diplomatie für alle Seiten.

- O *Stimmt nicht*
- O *stimmt teilweise*
- O *stimmt vollkommen*

Meine Freunde und meine Familie können stets auf mich zählen. Ich bin da, wenn sie mich brauchen.

- O *Stimmt nicht*
- O *stimmt teilweise*
- O *stimmt vollkommen*

Ich brauche die Sicherheit und Stabilität eines Zuhauses genauso, wie häufige Berührungen und Umarmungen für mein Wohlbefinden.

- O *Stimmt nicht*
- O *stimmt teilweise*
- O *stimmt vollkommen*

Mein Erscheinungsbild ist rundlich und meine Muskeln wirken etwas weicher.

- O *Stimmt nicht*
- O *stimmt teilweise*
- O *stimmt vollkommen*

Ich mag es gemütlich und bewege mich bedächtig. Mein Gang ist erdverbunden und wirkt manchmal etwas schwerfällig.

- O *Stimmt nicht*
- O *stimmt teilweise*
- O *stimmt vollkommen*

Sport und Bewegung sind eher eine Notwendigkeit und entspringen nicht aus meinem inneren Bedürfnis heraus.

- O *Stimmt nicht*
- O *stimmt teilweise*
- O *stimmt vollkommen*

Ich bevorzuge weiche, fließende, weniger anstrengende und unkomplizierte Bewegungsformen, wie zum Beispiel Yoga oder Tai Ji.

- O *Stimmt nicht*
- O *stimmt teilweise*
- O *stimmt vollkommen*

Soziale Kontakte und zwischenmenschliche Beziehungen sind mir sehr wichtig. Sport und Bewegung mag ich am liebsten in der Gemeinschaft.

- O *Stimmt nicht*
- O *stimmt teilweise*
- O *stimmt vollkommen*

GESAMT ERDE: ____________________

WIEVIEL METALL STECKT IN MIR?

Der Herbst hat eine beruhigende und klärende Wirkung auf mich. Ich genieße die kühleren Temperaturen und die kürzer werdenden Tage.

- O *Stimmt nicht*
- O *stimmt teilweise*
- O *stimmt vollkommen*

Es fällt mir leicht, mich zurück zu ziehen, einen Schritt langsamer zu gehen und mich auf das Wesentliche in meinem Leben zu konzentrieren.

- O *Stimmt nicht*
- O *stimmt teilweise*
- O *stimmt vollkommen*

Ich rede nicht gerne um den heißen Brei herum. Ich bin in meinen Aussagen direkt und pflege eine klare und ehrliche Kommunikation.

- O *Stimmt nicht*
- O *stimmt teilweise*
- O *stimmt vollkommen*

Meine Stärke ist es, geradlinig zu denken, Prozesse zu optimieren sowie Situationen und Menschen richtig einzuschätzen.

- O *Stimmt nicht*
- O *stimmt teilweise*
- O *stimmt vollkommen*

Ich liebe die Kunst, die Philosophie und den intellektuellen Diskurs mit Menschen, die meine Geistesstärke und meine Interessen teilen.

- O *Stimmt nicht*
- O *stimmt teilweise*
- O *stimmt vollkommen*

Ich bin schlank mit einer dünnen Knochenstruktur, wenig Fettanteil und einem schnellen Stoffwechsel.

- O *Stimmt nicht*
- O *stimmt teilweise*
- O *stimmt vollkommen*

Auch im Sport bin ich sehr diszipliniert. Ich bevorzuge präzise und komplexe Bewegungsabläufe und bin bestrebt, diese zu perfektionieren, wie beispielsweise im Geräteturnen oder in der Leichtathletik.

- O *Stimmt nicht*
- O *stimmt teilweise*
- O *stimmt vollkommen*

Im Mannschaftssport sorge ich für die strategische Ausrichtung und die Ordnung innerhalb der Mannschaft.

- O *Stimmt nicht*
- O *stimmt teilweise*
- O *stimmt vollkommen*

Ich stelle hohe Erwartungen an mich selbst, stecke mir gerne hohe Trainingsziele und erreiche diese durch Selbstdisziplin und Eigenmotivation.

- O *Stimmt nicht*
- O *stimmt teilweise*
- O *stimmt vollkommen*

Sind die Trainingsziele einmal gesteckt und der Trainingsplan vorgegeben, halte ich mich daran, ohne dabei auf die Grenzen meiner Belastbarkeit oder auf meine physische Tagesform zu achten.

- O *Stimmt nicht*
- O *stimmt teilweise*
- O *stimmt vollkommen*

GESAMT METALL: ______________

WIEVIEL WASSER STECKT IN MIR?

Der Schnee, die kalte Witterung und die kurzen Tage sind Labsal für meine Seele. Ich genieße es, mich im Winter ganz und gar zurückzuziehen und mich auf mich selbst zu konzentrieren.

O *Stimmt nicht*
O *stimmt teilweise*
O *stimmt vollkommen*

Das Wasser ist mein Lieblingselement; in ihm fühle ich mich zuhause und aufgehoben. Ich tauche ein in die Stille, komme zur Ruhe und lasse mich treiben.

O *Stimmt nicht*
O *stimmt teilweise*
O *stimmt vollkommen*

Mich interessieren die existenziellen Fragen des Lebens. Ich bin stets auf der Suche nach Antworten und gehe den Dingen gerne auf den Grund.

O *Stimmt nicht*
O *stimmt teilweise*
O *stimmt vollkommen*

Ich pflege einen kleinen, ausgewählten Freundeskreis und stehe nicht gerne im Mittelpunkt des Interesses.

O *Stimmt nicht*
O *stimmt teilweise*
O *stimmt vollkommen*

Ich werde als intelligent und weise wahrgenommen, bin einfühlsam und sensibel. Manchmal bin ich eher ernsthaft, wirke geistig abwesend und unnahbar.

O *Stimmt nicht*
O *stimmt teilweise*
O *stimmt vollkommen*

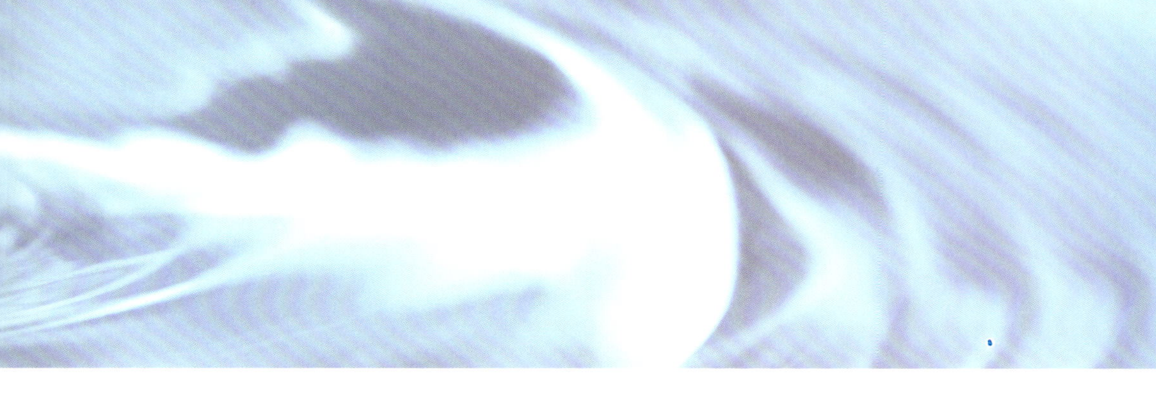

Mein Körperbau ist kräftig, mit kürzeren Armen und Beinen und einem hohen Körperfettanteil.

○ *Stimmt nicht*
○ *stimmt teilweise*
○ *stimmt vollkommen*

Mannschafts- oder Wettbewerbssport scheue ich. Ich bevorzuge Einzelsportarten wie Golf, Bogenschießen, Berg- und Schneewandern u.ä..

○ *Stimmt nicht*
○ *stimmt teilweise*
○ *stimmt vollkommen*

Beim Schwimmen, Rudern, Segeln, Schnorcheln oder Tauchen bin ich in meinem Element und lebe meine hohe Affinität zum Wasser aus.

○ *Stimmt nicht*
○ *stimmt teilweise*
○ *stimmt vollkommen*

Ich weiß um die Wichtigkeit von körperlicher Aktivität. Allerdings brauche ich Zeit, um in Bewegung zu kommen.

○ *Stimmt nicht*
○ *stimmt teilweise*
○ *stimmt vollkommen*

Einmal in Bewegung gekommen, bin ich ausdauernd, zäh und beständig.

○ *Stimmt nicht*
○ *stimmt teilweise*
○ *stimmt vollkommen*

GESAMT WASSER: ______________

DEIN ERGEBNIS:

	HOLZ	FEUER	ERDE	METALL	WASSER
GESAMT					

11. ÜBERSICHT DER FÜNF ELEMENTE
IN MENSCH UND BEWEGUNG

Die folgende Tabelle fasst die Inhalte des Buches noch einmal zusammen und dient der Veranschaulichung und Übersicht. Sie schärft deinen Blick für die einzelnen Elementequalitäten und kann dich dabei unterstützen, dein eigenes Wissen und deine persönlichen Bewegungserfahrungen auf das Konzept der Fünf Elemente zu übertragen.

Diese Tabelle dient als Anregung zur Eigenschöpfung und nicht als statisch festgelegte Aussage. Du kannst sie auf vielfältige Art und Weise ergänzen oder dich mit Gleichgesinnten darüber austauschen und inhaltlich weiter formulieren.

ZUORDNUNG	HOLZ kleines Yang	FEUER großes Yang	ERDE Ausgleich Balance	METALL kleines Yin	WASSER großes Yin
Meridiane / Organe	Leber – Gallenblase	Herz – Dünndarm, Herzbeutel – Dreifach Erwärmer	Milz – Magen	Lungen – Dickdarm	Nieren – Blase
Körpertyp	athletisch – muskulös	klein bis mittel mesomorph	endomorph	ectomorph	endomorph
Bewegungsprofil	gute Koordination, gutes Bewegungsgefühl, geschmeidige Bewegungen	gutes Rhythmusgefühl, liebt schnelle Bewegungen	erdverbundene, bedächtige Bewegungen, liebt es unkompliziert und langsam	präzise, perfektionierte Bewegungsabläufe, Konzentration auf sich selbst	ruhige, bedächtige Bewegungen, ausdauernd, zäh
Innerer Motivator	ziel- und leistungsorientiert, Wettkämpfe	Spaß, Freude an Bewegung, Publikum und Applaus	soziale Kontakte, zwischenmenschliche Beziehungen im Sport	Eigenmotivation, Selbstdisziplin, misst sich gerne an sich selbst	weiß um die Wichtigkeit körperlicher Bestätigung für einen gesunden Körper
Destabilisator	ignoriert Signale des Körpers, geht über Grenzen hinaus	neigt zu Übertreibung, Erschöpfung durch zu intensives Training	körperliche Lethargie, Sofa übt große Anziehungskraft aus	zu hohe Trainingsziele, starres Festhalten an Trainingsplan	braucht Zeit, um in Wallung und in Bewegung zu kommen
Ausgleich bei Übermaß	Atempausen, körperlich zur Ruhe kommen, Waldbaden	Schwimmen, Ski, Wassersport, körperlich zur Ruhe kommen	einmal pro Tag durch Bewegung ins Schwitzen kommen	Dehnungen, Mobilisationsübungen	Training in der Gruppe und spontan in Bewegung kommen
Ausgleich bei Mangel	Grundlagentraining Kraft und Ausdauer	Tanzen, Singen in der Gemeinschaft	Walken, Fahrradfahren auf ebener Strecke mit Freund:innen	Bergsteigen, Wandern, Klettern an Felsen	Nierenstärkende Übungen, Krafttraining mit Gewichten
Bewegungsrichtung	zur Seite, Lateralflexionen	nach oben gerichtet, Rückbeugen	zur Mitte, ins Zentrum, verbindend	horizontalöffnend, diagonal nach unten	Vorbeugen, Brustkorb öffnen
Bewegungsintensität	Stop and Go, mal schnell, mal langsam	schnell, sprintend, anaerob	schnell und langsam ausgewogen, maßvoll	moderat, im Atemfluss, aerob	Langsam, ausdauernd, aerob

ZUORDNUNG	HOLZ kleines Yang	FEUER großes Yang	ERDE Ausgleich Balance	METALL kleines Yin	WASSER großes Yin
Bewegungs-qualität	schwungvoll dynamisch, fließend, kraftvoll, kreativ, abwech-lungsreich	expandierend, öffnend, kraftvoll, explosiv, spritzig	zentrierend, stabi-lisierend, verbin-dend, kreisend, verteilend	mobilisierend, koordinierend-synchronisierend, Raum schaffend	weich, fließend, sanft durchbewe-gend, entspan-nend, achtsam
Gewebe	Muskeln, Sehnen, Bänder	Blutgefäße, Ner-venbahnen	Muskeln, Faszien, Bindegewebe	Haut	Zähne, Knochen, Haare, Nägel
Sinnes-funktion	sehen	tasten	schmecken	riechen	hören
Emotionen	Wut, Ärger, Zorn, Frust, Aggression, Cholerik	Hysterie, Hass, Übermaß an Liebe, Wahnsinn	Grübelei, Sorge, Schwermut, Anspannung, Aufopferung	Kummer, Trauer, Depression, Melancholie	Angst, Misstrauen, Panik, Schock, Trauma
Tugenden	Geduld, Mitge-fühl, Kreativität, Ideen, Visionskraft	Liebe, Humor, Freude, Ehre, Respekt, Geistes-gegenwart	Fürsorge, Mitge-fühl, Diplomatie, Loyalität, Geben	Mut, Tatkraft, Aufrichtigkeit, Unterscheidungs-fähigkeit	Weisheit, Güte, Genialität, Moral, Gelassenheit, Urvertrauen
Heilender Laut	SCHÜ	HAO	HUH	SSS	CHUI
Heilfarbe	grün	rot	gelb	weiß-silbrig	dunkelblau-schwarz
Entspannung	Progressive Mus-kelentspannung, Sportmassagen	Atementspan-nung, beruhigen-de Ganzkörper-massagen	Zentrierungs-übungen, Bauch-atmung, Bauch-massagen	Atement-spannung, Bürstenmassagen für Hautdurch-blutung	Ruhestellung im Liegen, Musikent-spannung, Akupressur
Meditation	Bewegungsme-ditation, Gehme-ditation, spirituelle Tänze	intuitives Tanzen, Bewegungsmedi-tationen	Gruppenmedi-tationen in Stille und Bewegung	Meditationen, die Disziplin erfordern, z.B. aus dem Zen Buddhismus	sitzend in Stille, Klang- oder Gongmedi-tationen

12. LITERATURLISTE UND INTERNETQUELLEN

BESSERWISSEN LOHNT SICH!

Busch, Michaela (2019). *Meridian Aktivierung, Bahn frei für Energie & Lebenskraft*. München, eo Verlag GmbH

Church, Dawson (2018). *Geist über Materie*. Rosenheim: MOMANDA GmbH

Craig, Cary (2011). *The EFT Manual*. Energy Psychology Press

Ehrmann, Wilfried (2016). *Kohärentes Atmen*. Bielefeld: tao.de in J. Kamphausen Mediengruppe GmbH

Elias, Jason und Ketcham, Katherine (2004). *Traditionelle Chinesische Medizin, Selbstheilung mit den fünf Elementen (6. Auflage)*. Frankfurt am Main: S. Fischer Verlag GmbH, 2004

Hinterthür, Petra (2008). *Qigong nach den fünf Elementen*. München: GRÄFE und UNZER Verlag GmbH

Johnen, Wilhelm (1995). *Muskelentspannung nach Jacobson*. München: GRÄFE und UNZER Verlag GmbH

Johnson, Jerry Alan (2002). *Chinese Medical Qigong Therapy*, Vol 1, Pacific Grove 2002

Karstädt, Uwe (2001). *Ganz in meinem Element (2. Auflage)*. München: Kösel Verlag GmbH & Co.

Kaur, Hanka Sat Want und Gurucharan Singh Khalsa (2008). *BreathWalk® Schritt für Schritt, Praxibuch für Yoga-Walking*. Freiburg: VAK Verlags GmbH

Lehner, Dieter (2017). *Meridiane begreifen*. Schiedlberg, Austria: BACOPA VERLAG

Lokhár, Ursula (2010). *Die Heilenden Laute*. Darmstadt: Schirner Verlag

Lorenzen, Udo (2006). *Mikrokosmische Landschaften, Band 1.* München: Shaker Media; 1. Edition/13. April 2016

Lorenzen, Udo und Noll, Andreas (2000). *Die Wandlungsphasen der traditionellen chinesischen Medizin, Band 5, Wandlungsphase Wasser / 1. Juni 2000.* München: Müller & Steinicke

Platsch, Klaus-Dieter (2009). *Die fünf Wandlungsphasen, Das Tor zur chinesischen Medizin (2. Auflage).* München: Elsevier GmbH, Urban & Fischer Verlag

Redl, Franz P. (Hrsg.) (2006). Die Welt der Fünf Elemente, Anwendungsbereiche in Theorie und Praxis (3. *Auflage*). Schiedlberig/Austria: BACOPA VERLAG.

Röcker, Anna Elisabeth (2007), *Ganzheitlich heilen zum richtigen Zeitpunkt, Vitalisierung der 12 Meridiane rund um die Uhr.* München: Südwest Verlag

Schmidt, Lucia Nirmala (2006), *ChiYoga, Sanftes Workout für Körper, Geist und Seele.* München: Lotos Verlag

Seefelder, Frank (2010), *Die fünf Elemente, Die Wandlunsphasen – altes und neues Wissen.* Darmstadt: Schirner Verlag

Sievers, Sabine K. und **Loh, Nigrun W.** (2019). Aus dem Bauche lächeln, Übungen für das Erd-Element (2. *Auflage*). Stellshagen: ShenDo Verlag

Ursinus, Lothar (2013). *Die Organuhr – leicht erklärt* (10. *Auflage*). Darmstadt: Schirner Verlag

Warnke, Ulrich (2016). *Quantenphilosophie und Interwelt.* München: Scorpi Verlag

Wilhelm, Richard (1980). *I Ging – Das Buch der Wandlungen.* Düsseldorf-Köln: Eugen-Diederichs Verlag

https://akupunkturpunkte-finden.de/punkte/niere, erstellt am 2018, abgerufen am 01. November 2020

Reflexionen über Ming Men – Das Lebenstor: (abz-nord.de), abgerufen am 01. November 2020

Bruce Lee Zitate – Größte Sammlung auf deutsch und englisch (kampfkunstwelt.com), erstellt am 06.02.2016, abgerufen am 05. November 2020

https://de.wikipedia.org/wiki/Meditation, erstellt am 21.10.2021, abgerufen am 07.11.2021

Dawson Church – Forscher und Wissenschaftler (dawson-church.de), abgerufen am 13. Februar 2021

Die Lehre von den 5 Elementen – Taiji-Forum (taiji-forum.de), erstellt 2019, abgerufen am 12. Februar 2021

https://www.qigong-akademie.at/holz-serie-nr-5-3-einfache-qigong-uebungen-fuer-leber-und-gallenblase/, abgerufen am 20. März 2021

https://taiji-forum.de/die-lehre-von-den-5-elementen/das-element-feuer-huo, erstellt 2020, abgerufen am 17. Mai 2021

Einfache Qigong-Übung für das Feuer-Element – Qigong Akademie Cooper (qigong-akademie.at), erstellt am , abgerufen am 23. Mai 2021

Das Element Feuer | meine TCM — Traditionelle Chinesische Medizin einfach erklärt (meine-tcm.com), erstellt 2021, abgerufen am 23. Mai 2021

Das Element ERDE / TU – Taiji-Forum, erstellt 2021, abgerufen am 06. Juli 2021

Das Element Erde | meine TCM — Traditionelle Chinesische Medizin einfach erklärt (meine-tcm.com), erstellt 2021, abgerufen am 07. Juli 2021

So funktioniert die Leber | Stiftung Gesundheitswissen (stiftung-gesundheitswissen.de), erstellt am 30.10.2017, abgerufen am 07.11.2021

Alexander-Technik – Wikipedia, erstellt am 18.05.2021, abgerufen am 07.11.2021

Netzwerkmag_Heft_08 (taiji-forum.de), erstellt 2010, abgerufen am 09.11.2021

Die 5 Elemente – Wu Xing — artgerecht Tier (artgerecht-tier.de), erstellt 2021, abgerufen am 27.11.2021

AUS DER THEORIE IN DIE PRAXIS –

FEINE ADRESSEN

www.chiyoga.ch

www.chiyoga.dance

www.christiane-wolff.de

www.euro-education.com

www.gyrotonic.com

www.movingbones.de

www.pilatelli.de

www.pilatesandfriends.com

www.trilochi.de

DIE AUTORIN

MICHAELA BUSCH

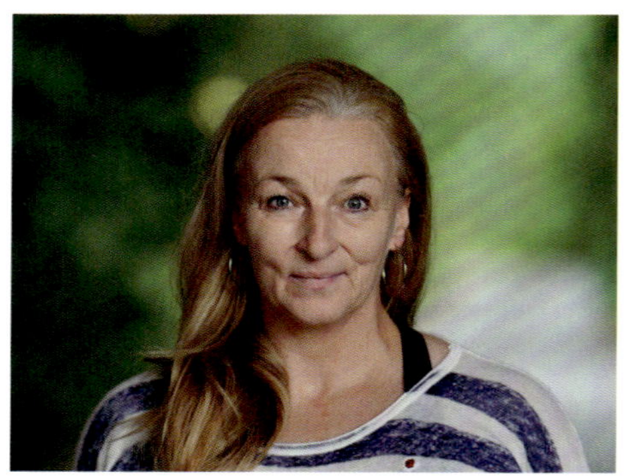

Verkörperte Philosophie und wissenschaftliche Erkenntnisse prägen Michaelas Unterricht – Herz und Verstand finden zueinander. Die von ihr gelehrten Bewegungsmethoden orientieren sich an den inneren Lebensphasen des Menschen und den äußeren Gesetzmäßigkeiten der Natur. Die daoistische Lehre der Fünf Elemente sowie der energetische Ansatz der Meridian Aktivierung im Rahmen der Traditionellen Chinesischen Medizin bilden die Basis ihrer Arbeit.
Ihr Erfahrungswissen und ihren Ideenreichtum ließ sie unter anderem in die Weiterentwicklung und Verfeinerung der ganzheitlich ausgerichteten Bewegungsmethode Trilo-Chi® einfließen.
Ihre Liebe zur Bewegung und Musik findet Ausdruck in dem von ihr interpretierten ChiYoga DANCE Stil, welcher die Magie des Tanzes mit der Energie des Yoga zu einer Symphonie aus introvertierter, sinnlicher Bewegung und freudvoller, expressiver Körperarbeit verbindet.
Seit über zwanzig Jahren lehrt Michaela als Referentin und Ausbilderin ganzheitliche Bewegungs- und Entspannungsmethoden auf internationalen Kongressen, Reisen und Events sowie in ihrem Bewegungsstudio „MOVING BONES“ in Hannover.

Kontakt: www.movingbones.de

DAS FOTOMODELL

CLAUDIA ENGLER

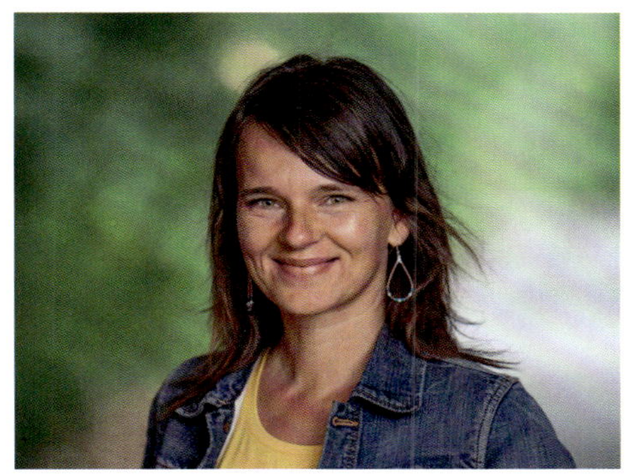

Schon ihr ganzes Leben lang beschäftigt sich Claudia mit Bewegung. Als Kind und Jugendliche widmete sie sich dem Ballett und dem modernen Tanz, der Leichtathletik und dem Schwimmen. Die Ausbildung mit Abschluss zur modernen Bühnentänzerin folgte, die Arbeit als Tänzerin, Choreografin und Lehrerin betimmte fortan Claudias Leben. Ein langjähriger Aufenthalt in Los Angeles festigte die Berufserfahrung; eine Schauspielausbildung ließ Bühnenauftritte mit Bewegung und Sprache vereinen. Fasziniert von der GYROTONIC® Methode folgten die Ausbildungen zur GYROTONIC® -und GYROKINESIS®Trainerin, die seitdem ihr Leben stark beeinflussen und völlig neue Türen in die Bewegungswelt geöffnet haben. Das Lehren und Entwickeln von Bewegungsräumen und -konzepten definieren seither ihren Alltag. Die Eröffnung des eigenen Studios für ganzheitliche Bewegungs-methoden war der nächste logische Schritt. Das direkte Arbeiten mit Menschen, sie respektvoll und emphatisch zu begleiten und an ihren Fortschritten teilzuhaben, ist ein wichtiger Bestandteil in Claudias Arbeit.

Kontakt: www.movingbones.de

Claudia trägt formwearts.